W0468866

Éditions du cram

MONTRÉAL

L'acceptation et le lâcher-prise

Du même auteur chez le même éditeur

Relation d'aide et amour de soi

La communication authentique

Éduquer pour rendre heureux

La liberté dans la relation affective

Vivre en couple et heureux, c'est possible

Aimer sans perdre sa liberté

La guérison intérieure, un sens à la souffrance

Au cœur de l'intelligence

Les 7 étapes du lâcher-prise

3 grands secrets pour réussir votre vie amoureuse

De quel système relationnel êtes-vous prisonnier ?

Surmonter les difficultés relationnelles le cœur en paix

L'amour de soi

Du même auteur aux éditions Jouvence

Petit cahier d'exercices pour identifier les blessures du cœur

Petit cahier d'exercices pour soulager les blessures du cœur

Les 7 étapes du lâcher-prise

La guérison intérieure par l'acceptation et le lâcher-prise (épuisé)

10 vertus pour cultiver son jardin intérieur (collectif)

De quel système relationnel êtes-vous prisonnier ? (épuisé)

Surmonter les difficultés relationnelles le cœur en paix

COLETTE PORTELANCE

L'acceptation et le lâcher-prise

Les Éditions du CRAM

1030 Cherrier, bureau 205,
Montréal, Qc. H2L 1H9
514 598-8547

www.editionscram.com

Conception graphique
Alain Cournoyer

Illustration de couverture
© Ekely — iStockPhoto

Il est illégal de reproduire une partie quelconque de ce livre sans l'autorisation de la maison d'édition. La reproduction de cette publication, par quelque procédé que ce soit, sera considérée comme une violation du droit d'auteur.

Dépôt légal — 3e trimestre 2014
Bibliothèque et Archives nationales du Québec
Bibliothèque nationale du Canada
Copyright © Les Éditions du CRAM inc.

Gouvernement du Québec – Programme de crédit d'impôt pour l'édition de livres – Gestion SODEC.

Société de développement des entreprises culturelles Québec

Financé par le gouvernement du Canada | Canada

Distribution au Canada : Diffusion Prologue
Distribution en France et en Belgique : DG Diffusion
Distribution en Suisse : Transat Diffusion

ISBN 978-2-89721-072-4 (PDF) ISBN 978-2-89721-073-1 (EPUB)

Catalogage avant publication de Bibliothèque et Archives nationales du Québec et Bibliothèque et Archives Canada

Portelance, Colette, 1943-

[Guérison intérieure par l'acceptation et le lâcher-prise]

L'acceptation et le lâcher-prise

Nouvelle édition.
(Collection Psychologie)

Publié antérieurement sous le titre :
La guérison intérieure par l'acceptation et le lâcher-prise. 2008.

Comprend des références bibliographiques.

ISBN 978-2-89721-071-7

1. Souffrance. 2. Guérison. 3. Lâcher prise. 4. Acceptation de soi. I. Titre. II. Titre : Guérison intérieure par l'acceptation et le lâcher-prise. III. Collection : Collection Psychologie (Éditions du CRAM).

BF789.S8P662 2014 155.9'3 C2014-941944-9

Imprimé au Canada

Table des matières

Introduction **11**

Chapitre 1 : Accepter et lâcher prise **19**

La résistance 19

La résignation 21

L'acceptation 22

Le lâcher-prise 24

Chapitre 2 : Accepter ce qui est **29**

Que signifie « accepter ce qui est » ? 33

Mon apprentissage de l'acceptation 33

Les étapes qui mènent à l'acceptation de ce qui est 36

Les cadeaux de l'acceptation 37

Accepter ne veut pas dire « approuver » 38

Exemples d'acceptation de ce qui est 39

L'acceptation comme moyen de faire face à nos problèmes 42

L'acceptation et la liberté 44

Le lâcher-prise par rapport aux résultats 45

L'acceptation et la transformation 49

Accepter ce qui a été 51

Accepter ce qu'ont été nos éducateurs 51

Accepter ce que nous avons été comme éducateurs 55

Les obstacles à l'acceptation de ce qui est 61

La survalorisation des forces rationnelles 63

La croyance qu'accepter, c'est se résigner 68

La volonté défensive 71

La honte 73

Chapitre 3 : S'accepter **77**

La blessure causée par l'abandon et le rejet 83

La blessure causée par le contrôle, la domination et le pouvoir 98

La blessure causée par la culpabilisation 114

La blessure causée par la comparaison 124

La blessure causée par la trahison 138

La blessure causée par l'humiliation 152

La blessure causée par la dévalorisation 159

La blessure fondamentale 173

Chapitre 4 : Pour faciliter l'acceptation de soi **175**
L'étape du ressenti et de la prise de conscience 179
L'étape de l'acceptation 182
Que veut dire s'accepter? 182
Quoi accepter? 186
L'acceptation de la vulnérabilité 187
L'acceptation des besoins 192
L'acceptation du corps 195
L'acceptation du manque de respect que nous avons pour nos blessures 198
L'étape du lâcher-prise 201
L'étape de la création de soi et de sa vie 203
Les bienfaits de l'acceptation de soi 205
Chapitre 5 : Accepter l'autre **215**
Ce qu'est l'expérience d'acceptation de l'autre 219
Comment développer l'acceptation de l'autre tel qu'il est? 222
S'accepter soi-même 223
Laisser à l'autre sa responsabilité 230
Se libérer de la victimite 236
Accepter les ressemblances 239
Respecter les différences 242
Communiquer, communiquer, communiquer 248
Chapitre 6 : Choisir la paix **253**
Choisir 258
Choisir la paix 259
Comment trouver la paix? 262
La paix dans le repos 262
La paix dans la nature 264
La paix dans la beauté 266
La paix dans le silence 268
La paix dans la solitude 271
La paix dans le moment présent 275
Conclusion **279**
Bibliographie **283**

Introduction

Comment parler d'acceptation en ce début du XXIe siècle quand c'est plutôt la révolte qui anime la plupart d'entre nous ? En effet, comment accepter la souffrance, la violence, l'injustice, la malhonnêteté institutionnalisée, le manque de respect généralisé et toutes les calamités qui sévissent dans nos vies, dans celle des autres et dans le monde ? L'acceptation de ces réalités ne serait-elle pas une forme de résignation ?

Il fut un temps où le seul mot *acceptation* me faisait réagir. Dans mon esprit, il était synonyme de passivité, d'insensibilité, d'indifférence. *Accepter* voulait dire *laisser faire, se laisser faire, présenter l'autre joue à celui qui nous a giflés.* J'étais loin de trouver dans la signification que j'accordais à ce mot le sentiment de pouvoir et de libération qu'il me procure aujourd'hui.

Ce sont surtout les expériences de la vie qui m'ont fait saisir ce que la véritable acceptation pouvait m'apporter de paix et de libération intérieures. Pour accéder à cette quiétude, j'ai dû étrangement passer d'abord par la porte de la responsabilité. Autrement dit, j'ai dû prendre définitivement en charge mes émotions souffrantes et mes besoins insatisfaits. J'ai pris conscience en franchissant cette porte que je dépendais beaucoup moins du monde extérieur. Assumer que j'étais responsable des malaises que je vivais par rapport à mes déclencheurs me procurait un agréable sentiment de liberté et de pouvoir sur ma vie.

Après l'avoir découverte, je me suis donc investie à fond dans la pratique de la responsabilité parce que j'étais convaincue qu'elle me libérerait définitivement de toute souffrance. Chaque fois que quelque chose n'allait pas bien dans mon existence, je cherchais immédiatement en quoi j'en étais responsable. Cela m'apportait toujours un sentiment de paix intérieure. Malheureusement, ce sentiment ne durait pas. En effet, en dépit de mes efforts, je répétais les mêmes fonctionnements insatisfaisants et je réagissais de la même manière défensive aux mêmes types de déclencheurs.

Cette prise de conscience a suscité en moi de sérieux doutes et de nombreux questionnements par rapport à la pertinence de la responsabilité comme moyen de résolution de toutes mes difficultés. J'avais parfois le sentiment de tourner en rond et je ne comprenais pas pourquoi. Malgré un travail constant pour me libérer de tout ce qui me dérangeait et me blessait, je n'en demeurais pas moins à la merci d'une vulnérabilité qui me faisait énormément souffrir. Contrairement à ce que j'avais cru, le fait d'assumer la responsabilité de mon vécu et de mes besoins physiques et psychiques ne suffisait pas à me rendre totalement libre, à réduire mes souffrances de façon significative et à résoudre mes problèmes.

C'est par la venue dans ma vie d'un événement particulièrement éprouvant que j'ai finalement découvert pourquoi, malgré mes peines, je n'obtenais que des résultats temporaires et fugitifs dans la résolution de mes ennuis par le moyen de la responsabilité. Grâce à cet événement, j'ai vu que, au cours de ces années ininterrompues de remises en question, j'avais utilisé trop souvent cette pratique comme mécanisme de défense. Dans ces moments-là, au lieu de prendre le temps d'accueillir mes malaises dès que je les ressentais, je cherchais en quoi j'en étais responsable. J'agissais ainsi pour éviter de tomber dans une attitude de victime et surtout pour ne pas souffrir. De cette manière, j'abandonnais ma souffrance en la rationalisant. J'adoucissais temporairement mon mal-être, mais le bien-être obtenu ne durait pas longtemps. Les mêmes malaises revenaient sans cesse et m'affectaient chaque fois avec autant d'intensité.

Quand j'ai appris, le 29 octobre 1999, que j'étais atteinte d'une maladie auto-immune dite *incurable*, petit à petit, la lumière a commencé à se faire sur la cause de mes insatisfactions. À ce moment-là, j'ai réagi à ce sévère diagnostic comme je le faisais depuis de nombreuses années devant les difficultés rencontrées : j'ai cherché ma part de responsabilité quant à l'apparition d'une épreuve aussi importante dans mon existence.

Au cours des premières années qui ont suivi le diagnostic, j'ai donc pris en main ma nouvelle situation avec toute la détermination qui me caractérise. Profondément convaincue que l'entière responsabilité m'incombait, j'ai affronté cette maladie avec l'ardente conviction que je m'en sortirais. En dépit du mot *incurable* utilisé par les médecins, j'avais la certitude absolue que je guérirais. Je ne nourrissais absolument aucun doute là-dessus. Comme j'étais responsable de cette épreuve, j'étais sûre que le pouvoir de guérison ne dépendait que de moi et que je possédais toutes les ressources pour traverser cette difficulté, aussi impressionnante fût-elle. D'ailleurs, n'avais-je pas réussi à obtenir tout ce que je voulais dans le passé grâce à l'effort, à la persévérance, à la volonté et à la discipline? Avec ces atouts à mon actif, je croyais sincèrement que, une fois de plus, j'atteindrais mon objectif et que je guérirais indubitablement ce corps gravement affaibli et sérieusement ravagé par le lupus érythémateux disséminé.

Je ne voulais absolument pas de cette maladie. C'est pourquoi j'ai tout fait ce qui était en mon pouvoir pour m'en débarrasser. J'avais d'ailleurs autre chose de beaucoup plus important à réaliser que de régler de *vulgaires* problèmes de santé. Je voyais le lupus comme un gros chêne jeté par la foudre en plein milieu de mon chemin, un chêne qui me barrait la route et qui m'empêchait d'avancer. Je me transformerais en bulldozer s'il le fallait pour enlever cet obstacle, mais il disparaîtrait car je considérais qu'il n'était pas à sa place. Ainsi, avec mes ressources habituelles, j'ai réussi à le soulever puis à commencer à le déplacer et, au moment où j'allais l'écarter du chemin, il est retombé et s'est enfoncé profondément dans le sol à un point tel que, malgré l'effort, la persévérance, la volonté et la discipline qui m'avaient ouvert toutes les portes jusqu'alors, je n'avais plus aucune prise sur lui. J'étais épuisée, au bout de mes forces, anéantie.

J'ai vécu à ce moment-là des émotions difficiles à décrire tellement elles étaient intenses. J'avais l'impression d'avoir perdu le combat et, pour la première fois de ma vie, d'avoir rencontré mon Waterloo. Jamais auparavant, je n'avais ressenti un tel sentiment d'échec. J'étais battue, vaincue, au plancher. Je me sentais diminuée, rabaissée, réduite à RIEN. Je ne pouvais plus RIEN, donc je ne valais plus RIEN. À ce sujet, je lis dans mon journal du 12 novembre 2005 :

> *La maladie, c'est l'échec de ma vie, le premier obstacle que je n'arrive pas à surmonter. Elle est plus forte que moi. Je n'ai pas réussi à la dompter. C'est elle qui mène, c'est elle qui décide. Je suis au bout de mes forces et au bout de mes ressources. Je suis vidée de mon énergie et complètement démunie. Le corps a gagné*

la bataille sur ma volonté. Je n'ai plus le choix, je dois abdiquer et j'ai honte, terriblement honte.

J'ai connu alors une période de totale impuissance et de profond découragement, une période au cours de laquelle je ne voyais aucun moyen de briser les limites que m'imposait la maladie et aucune solution pour m'en sortir. Ma foi en l'énergie divine ne me procurait pas la paix recherchée parce que je n'arrivais pas à lâcher-prise. Je me demandais pourquoi je ne pouvais pas vaincre cette difficulté avec mes ressources habituelles. Christiane Singer, dans le livre qu'elle a écrit au cours des six derniers mois de sa vie, m'a secouée par ces mots : « *Quant à ceux qui voient dans la maladie un échec ou une catastrophe, ils n'ont pas encore commencé à vivre*[1]. »

Jusqu'à cette pseudo-défaite, je croyais pourtant avoir pleinement vécu. Cependant, je sentais bien qu'il manquait quelque chose de fondamental à mon bien-être intérieur. En réalité, je ne vivais pas totalement ma vie parce que je dépensais une trop grande partie de mon énergie vitale à la contrôler. Je tenais la barre de mon bateau bien fermement pour rester le seul maître à bord. Il m'a fallu un écueil important pour que je desserre les mains du gouvernail et que je commence à me laisser porter par la vague. J'ai dû atteindre les limites de mes forces humaines pour expérimenter la présence de mes forces spirituelles. Il m'a fallu ce sentiment d'échec pour que j'arrive à découvrir ce qu'est la véritable victoire, celle que procurent le lâcher-prise et l'acceptation.

L'école de l'expérience m'a fait intégrer ce que j'avais appris à l'école de la connaissance. Ah ! Comme le SAVOIR est loin de la VIE ! Nous ne commençons à vivre que lorsque

1 SINGER, Christiane. *Derniers fragments d'un long voyage*. Paris : Éditions Albin Michel, 2006, page 28.

nous expérimentons ce que nous savons. C'est la raison pour laquelle toutes nos expériences, souvent les plus difficiles, sont des sources de renaissance. Voilà pourquoi, comme l'ajoute Singer, grâce à chacune d'elles, nous entrons toujours un peu plus en profondeur dans cette merveilleuse aventure qu'est la vie.

Quel cadeau que cette maladie ! Grâce à elle, au moment où j'étais le plus démuni, j'ai découvert mes plus grandes richesses. **Il a suffi que j'amoindrisse le contrôle que j'exerçais sur ma vie et que j'accepte « ce qui est » pour que je puisse ressentir la paix, la sérénité, l'amour et la liberté et que je puisse comprendre que c'est uniquement dans cet état de bien-être profond que se trouve le genre de bonheur que je recherchais depuis si longtemps.**

La maladie m'a fait comprendre pourquoi j'avais le sentiment de faire du surplace malgré le fait que j'assumais l'entière responsabilité de ce qui m'arrivait. Il manquait un maillon à la chaîne de mon fonctionnement : quand je souffrais trop, je passais directement de la prise de conscience de mes douleurs physiques et psychiques à la responsabilité. Je ne prenais pas le temps de bien ressentir les douleurs ni d'identifier ce qu'elles contenaient de honte, de culpabilité et d'humiliation. Je rejetais inconsciemment les ombres intérieures que suscitaient en moi mes déclencheurs et je m'en défendais par le refoulement et la rationalisation. Par ce fonctionnement, je négligeais une étape importante du processus de libération : l'acceptation. Dans les périodes les plus difficiles de ma vie, je ne respectais pas ce processus que j'avais moi-même développé dans *Relation d'aide et amour de soi*[2]. Je voulais tellement me libérer

2 Le lecteur trouvera la description du processus de libération et de changement au chapitre 4 de *Relation d'aide et amour de soi*. Montréal : Éditions du Cram.

de la souffrance que j'oubliais de l'accueillir et de lui laisser sa place. Je combattais la réalité plutôt que la vivre. Je voulais tant guérir ce corps qui me faisait mal ; je luttais contre la douleur au lieu de faire corps avec elle. Je n'avais pas encore compris qu'être responsable sans accomplir un travail profond et durable d'acceptation des événements imprévus de notre vie et de nos zones négatives ne suffit pas pour favoriser le déroulement du processus de libération et de changement.

L'expérience de l'acceptation m'a libérée : non pas une acceptation temporaire avec l'attente de la disparition des symptômes mais une acceptation définitive, totale, complète, sans résignation. Paradoxalement, cette acceptation favorise le changement. Sans elle, mon cheminement vers la liberté intérieure n'aurait pas été possible. Cette forme de liberté s'est avérée tellement importante comme moyen de me faire accéder à la paix et la sérénité dans l'épreuve que j'ai décidé d'en faire le sujet de cet ouvrage.

Pour partager mon expérience de l'acceptation de cette épreuve et de tout ce qu'elle m'a fait vivre et découvrir, je situerai d'abord le lecteur par rapport au sens que je donne dans cet ouvrage aux mots *acceptation* et *lâcher-prise*. Je poursuivrai par les thèmes suivants : accepter ce qui est, accepter ce qu'on est et accepter les autres tels qu'ils sont. Je terminerai en parlant des moyens que j'ai utilisés pour développer le lâcher-prise et améliorer ma capacité d'acceptation.

L'écriture ayant sur moi un effet thérapeutique exceptionnel, j'ai écrit *L'acceptation et le lâcher-prise* d'abord et avant tout pour *intégrer* davantage dans ma vie les bienfaits ressentis quand j'accepte et que je lâche prise. Je l'ai écrit aussi en pensant à ceux qui, comme moi, ont connu une épreuve qui a bouleversé leur vie et à ceux qui se sentent souvent impuissants devant les difficultés qu'ils rencontrent ou devant les maux qui accablent les êtres qui leur sont les plus chers. Je l'ai écrit également pour les aidants de tous les milieux qui sont très souvent confrontés à un manque de moyens pour soulager la souffrance qui affecte leurs clients. Je l'ai écrit surtout pour ceux qui en ont assez de vivre dans la tourmente et qui veulent atteindre la paix, la sérénité, l'amour et la liberté qu'apporte la liberté intérieure. Je souhaite que tous puissent trouver dans l'*acceptation* et le *lâcher-prise* autant de satisfaction et de libération que j'en expérimente quotidiennement moi-même.

Chapitre 1
Accepter et lâcher prise

Accepter une épreuve importante comme, par exemple, la perte d'un être cher, le déclin de capacités physiques, un problème relationnel ou la maladie chronique représente un défi. Habituellement, ceux qui sont affectés par un événement malheureux qui bouleverse leur vie n'adoptent pas cette attitude spontanément. Bien au contraire, la réaction courante dans ces cas-là, une fois le choc passé, est de se résigner ou de résister. Le plus souvent, la résignation fait suite à une période plus ou moins longue de résistance. Ces deux attitudes entretiennent très souvent une souffrance que seuls l'acceptation et le lâcher-prise peuvent soulager. Le but de ce chapitre est précisément de montrer brièvement et succinctement la différence qui existe entre les deux types de réactions que nous pouvons choisir d'adopter lorsque nous sommes affectés par une épreuve ; l'un étant de résister et de se résigner, et l'autre, d'accepter et de lâcher prise. J'expliquerai chacune de ces notions, qui seront traitées en détail dans les prochains chapitres, en commençant par la résistance.

La résistance

Que se passe-t-il lorsque nous résistons à ce qui nous arrive, à ce que nous sommes ou aux autres ?

Résister signifie se débattre, se battre contre ce qui est, s'y opposer, le rejeter, le chasser voire lui faire la guerre. Résister, c'est vouloir tout contrôler autant la réalité extérieure que la souffrance. Résister, c'est *dire non* à ce qui nous contrarie, à ce qui entrave nos désirs, nos projets et notre liberté. « Dire non, selon Susan Jeffers, c'est se bloquer, lutter et tourner le dos aux opportunités qui se présentent », ce qui, dit-elle, engendre nécessairement des tensions, de l'épuisement et des bouleversements émotionnels[3].

La résistance se situe à l'opposé de l'acceptation. Contrairement à cette dernière, elle entretient et alimente la souffrance parce qu'elle empêche le courant naturel de la vie de suivre son cours. « Ce à quoi tu résistes persiste », nous dit Neal Donald Walsch[4]. Et, d'ajouter Yves Alexandre Thalmann[5] : « On reconnaît la résistance en ce que nous nous sentons mal quand nous résistons au flot de l'Énergie » parce que nous bloquons l'abondance en nous coupant de sa source.

En combattant la réalité, nous bloquons en effet l'énergie vitale et, par conséquent, nous sommes privés de nos ressources profondes. Ainsi affaiblis, nous sommes amoindris par la lutte contre ce qui est, contre ce qu'on est ou contre les autres. Nous donnons alors à ce qui nous dérange et à ce qui nous blesse une importance et un pouvoir démesurés, ce qui fait naître en nous un profond sentiment d'impuissance. Nous nous attirons généralement ainsi des résultats contraires à ceux que nous recherchons. Au lieu de trouver la paix, nous cultivons une tourmente intérieure qui nous rend malheureux. Au lieu de connaître le bien-être

3 Jeffers, Dr Susan. *Tremblez mais osez*. Paris : Éditions Marabout, 2006, page 160.

4 Walsch, Neale Donald. *L'amitié avec Dieu*. Knowlton : Éditions Ariane, 2000, p. 89.

5 Thalmann, Yves-Alexandre. *Au diable la culpabilité*. Saint-Julien-en-Genevois : Jouvence, 2005, p. 178.

que procurent les relations harmonieuses avec les autres et avec la vie, nous créons le désordre à l'intérieur et à l'extérieur de nous en plus de nourrir des émotions désagréables et perturbatrces comme la colère, la frustration, la tristesse et l'amertume. Ces émotions et surtout les réactions défensives qu'elles suscitent empoisonnent nos relations avec les déclencheurs de nos tourments. Nous nous enlisons dans des comportements de pouvoir et nous accroissons ainsi les sentiments de supériorité et d'infériorité qui nous emprisonnent chaque jour davantage et qui nous mènent directement à l'impuissance, au découragement, au désespoir et, par conséquent, à la résignation.

La résignation

Qu'entend-on ici par le mot *résignation* et qu'arrive-t-il lorsqu'une personne se résigne ?

Se résigner, c'est abdiquer, démissionner, se soumettre, adopter une attitude de vaincu devant l'épreuve qui est considérée alors comme une sorte d'ennemie à ne plus combattre pour ne plus souffrir. L'être qui se résigne *subit*. Il endure une situation difficile ou une personne menaçante en entretenant souvent de la rancœur parce qu'il croit avoir épuisé ses ressources et qu'il ne sait plus comment agir pour se débarrasser de ce qui le rend malheureux. Convaincue d'avoir perdu le combat, il s'écrase et se place dans une position de négativité, de passivité et d'impuissance qui lui enlève la confiance en la vie et en lui-même. Il devient alors victime du monde extérieur et de son passé, ce qui l'empêche d'apporter des changements bénéfiques à sa sombre existence.

« La résignation est triste, l'acceptation est joyeuse » nous dit le Dr Jalenques dans *La thérapie du bonheur*[6]. Mais alors, quelle est donc la différence entre la résignation et l'acceptation ? Qu'est-ce qui caractérise une personne qui a développé cette capacité d'acceptation sans laquelle il n'y a pas de transformation intérieure possible ?

L'acceptation

Accepter, c'est accueillir tout ce qui est, c'est *recevoir* ce qui nous arrive, le prendre volontiers, l'embrasser au lieu de s'y opposer. « Accepter, c'est regarder avec tendresse, c'est arrêter la lutte[7]. » Accepter, c'est cesser de se battre contre soi-même, arrêter la guerre en soi et autour de soi. Accepter, c'est CHOISIR LA PAIX, c'est transformer l'énergie contenue dans la souffrance en une force intérieure qui nourrit la confiance en soi et en la vie ; c'est se laisser couler dans le sens de cette énergie comme le font ceux qui pratiquent certains arts martiaux. Au lieu de s'avouer vaincus ou d'affronter l'ennemi et de le combattre, ils *reçoivent* le coup, se laissent aller dans son sens pour le neutraliser. Comme ils suivent la direction de l'énergie et qu'ils ne luttent pas contre elle, ils font peu d'efforts. Ils ne gaspillent pas leur force vitale parce que, par leur geste d'accueil, ils la laissent circuler normalement, ce qui ne perturbe pas leur harmonie intérieure. Ainsi, ils n'appréhendent pas l'obstacle comme un ennemi, mais comme un allié. Ils ne sont pas passifs. Au contraire, ils agissent AVEC les difficultés et non CONTRE elles. Ils restent actifs sans combattre et sans capituler, c'est-à-dire sans résister et sans se résigner. Ils pratiquent l'art de l'acceptation créatrice, l'art de « dire oui » à la vie.

6 JALENQUES, Dr. Étienne. *La thérapie du bonheur : et si vous étiez heureux ?* Paris : Hachette, 2006, p. 91.

7 THALMANN, Yves Alexandre. 2005, *op. cit.*, p. 178.

Accepter, c'est en effet DIRE OUI à la vie. « Lorsque vous dites oui à la vie telle qu'elle est, nous dit Eckhart Tolle, vous éprouvez un sentiment d'ampleur imprégné d'une paix profonde, (...) ni le bonheur ni le malheur ne vont jusqu'à cette profondeur. Ce sont des vaguelettes à la surface de votre ÊTRE. La paix sous-jacente demeure imperturbable en vous, quelle que soit la nature de la condition extérieure[8]. » Disons donc *oui* à ce que la vie nous offre et arrêtons de tout vouloir contrôler par peur de perdre ou par peur de souffrir sachant que le contrôle est une forme de résistance épuisante qui réduit l'énergie vitale. Paradoxalement, plus nous contrôlons, moins nous avons de pouvoir sur nos vies parce que, comme le dit si bien Melody Beattie, contrôler, c'est se fermer à l'inconnu que la vie nous réserve. C'est précisément cette peur de l'inconnu qui nous empêche de changer, de créer notre vie, de devenir créateurs du monde et de connaître les bienfaits de la véritable liberté. Parce qu'elle nous enlise dans la routine et nous maintient dans un état de tristesse et d'ennui, cette peur affecte notre qualité de vie.

« Plus vous acceptez de perdre le contrôle, plus vous aurez de pouvoir[9] », ajoute l'auteur cité. Et le meilleur moyen pour lâcher ce contrôle, porteur de tensions, et pour acquérir davantage de pouvoir, est d'accepter ce qui est. Cependant, le pouvoir obtenu par l'acceptation ne résulte pas d'une emprise sur les autres ni sur le monde extérieur. C'est un pouvoir intérieur qui naît d'une capacité à faire confiance à la sagesse profonde, donc d'une capacité à lâcher prise.

8 TOLLE, Eckhart. *Quiétude*, Montréal : Éditions Ariane, 2003, p. 56.
9 BEATTIE, Melody. *Choisir, c'est vivre*, Paris : Robert Laffont, 2005, p. 63.

Le lâcher-prise

Existe-t-il un lien entre le lâcher-prise et l'acceptation ? Que signifie lâcher prise sinon renoncer au contrôle et à la lutte pour finalement accepter ce qui est ? Lâcher prise, en réalité, c'est accepter tout et, particulièrement nos limites physiques, psychiques et mentales pour nous abandonner à nos forces intérieures ; c'est savoir déléguer à nos ressources spirituelles ce qui dépasse nos capacités rationnelles ; c'est en fait se livrer en toute confiance à la présence divine en nous. Lâcher prise, c'est rendre possible l'impossible, mais par d'autres moyens que les moyens habituels. « Combien de personnes l'ont vécu lorsque, arrivées au bout de la lutte, elles ont tout *lâché* ? Quasi miraculeusement, les situations se sont débloquées, des opportunités sont apparues[10]. » C'est donc dire que solliciter nos ressources spirituelles par l'acceptation et le lâcher-prise pour ensuite utiliser celles de notre volonté pour passer à l'action, c'est emprunter la voie royale qui mène au bien-être intérieur.

Cela dit, il ne faut surtout pas croire que lâcher-prise signifie *ne rien faire*. Il veut dire *cesser de se battre* pour se mettre en position d'écoute du ressenti et de l'intuition de manière à pouvoir agir dans le sens des messages intérieurs. Il veut dire laisser la vie couler en nous, ne pas bloquer son cours. Cette attitude nous permet d'éviter les actions compulsives et épuisantes qui entretiennent la souffrance parce qu'elles vont à l'encontre de ce qui est et qu'elles sont suscitées par la peur. Contrairement à ce que peuvent croire ceux qui ne l'ont pas expérimenté, le lâcher-prise nous guide très souvent vers l'action. Il est merveilleux de constater que l'action vers laquelle il nous conduit est une action

10 Odoul, Michel. *Un corps pour me soigner, une âme pour me guérir*, Paris : Albin Michel, 2006, p. 135.

juste parce qu'elle est inspirée par la sagesse intérieure. Pour cette raison, le lâcher-prise et l'acceptation sont les solutions les plus efficaces que nous ayons devant l'épreuve. Eux seuls peuvent apporter la sérénité, l'amour et la liberté qui apaisent intérieurement. Eux seuls nous permettent de trouver un équilibre entre le *faire* et le *non faire*, et d'agir en accord avec notre énergie vitale et l'énergie universelle.

Pour accepter ce qui est, nous avons avantage à faire confiance à notre guide intérieur. Nous participons ainsi avec lui à la réalisation de notre véritable mission de vie parce que nous sommes mieux inspirés pour effectuer les changements intérieurs et extérieurs les plus appropriés à nos besoins d'épanouissement et d'accomplissement. « On ne redira jamais assez, écrit Annie Marquier dans L*e maître dans le cœur*, combien le fait d'accepter une situation nous permet de la changer[11]. » En effet, l'un des plus beaux cadeaux de l'acceptation est de favoriser le changement qui mène à la paix intérieure, cette forme de paix dont le corps et le cœur ont besoin pour se rétablir. Par la pratique d'une acceptation totale de ce qui est, nous connaîtrons l'expérience bienheureuse de nous sentir en harmonie avec la vie, avec les forces de l'univers, avec la sagesse profonde et, par conséquent, nous réduirons notre souffrance.

11 MARQUIER, Annie. *Le maître dans le cœur*, Knowlton : Éditions Valinor, 2007, p. 83.

Résumé

RÉSISTER

- se débattre
- s'opposer
- rejeter
- faire la guerre
- dire non à la vie
- bloquer l'énergie
- cultiver la souffrance
- créer le désordre
- empoisonner les relations
- s'enliser dans le pouvoir sur l'autre

SE RÉSIGNER

- abdiquer
- démissionner
- se soumettre
- subir
- endurer
- nourrir la rancœur
- se victimiser

ACCEPTER

- accueillir la vie
- embrasser ce qui est
- arrêter la lutte et le contrôle
- agir AVEC l'épreuve
- dire oui à la vie
- s'ouvrir à l'inconnu
- retrouver son pouvoir intérieur
- aller dans le sens de l'énergie
- minimiser l'effort
- CHOISIR LA PAIX

LÂCHER PRISE

- accepter les limites de la raison
- renoncer au pouvoir de l'égo destructeur
- faire confiance aux ressources spirituelles
- écouter le ressenti et l'intuition
- accomplir l'action juste
- favoriser les changements durables

Chapitre 2

Accepter ce qui est

« Jamais je n'accepterai ça. » Voilà une parole que j'ai déjà prononcée et que j'ai souvent entendue. Accepter la violence ? Jamais. Accepter la guerre ? Jamais.

Accepter la perte de la capacité de marcher après un accident ? Jamais.

Accepter qu'on sacrifie la santé des gens à des fins économiques et qu'on tolère la pollution, le pouvoir financier des compagnies pharmaceutiques et agroalimentaires ? Jamais. Accepter que, au nom d'idéologies politiques ou religieuses, on torture et on assassine des milliers de personnes partout dans le monde ? Jamais.

Accepter que des êtres humains soient traités comme des objets et utilisés comme esclaves parce qu'ils sont différents ou sans défense ? Jamais. Accepter la maladie et les tragédies mortelles ? Jamais.

Si l'idée d'accepter ces horreurs nous rebute au plus haut point, il n'est souvent pas tellement plus facile d'accepter pleinement toutes les contrariétés du quotidien. La tendance naturelle de la plupart d'entre nous est plutôt de les critiquer, de les juger ou de s'en plaindre. Nous nous plaignons de la pluie, de la canicule, du froid. Nous critiquons le gouvernement qui vient de voter une loi que nous jugeons insensée. Nous déblatérons aussi contre la voisine qui sort régulièrement dans les bars avec des personnes qui nous semblent peu recommandables. Nous jugeons notre ami qui est passionné du soccer et qui met son sport au centre de toutes ses conversations. Nous critiquons l'habillement des ados, l'allure des étrangers et les croyances de ceux qui ne pensent pas comme nous. Il ne nous vient pas spontanément d'accepter ce qui nous dérange y compris ce qui nous dérange de nous-mêmes.

Pourquoi est-ce si difficile d'accepter la réalité ? En fait, si nous ne l'acceptons pas telle qu'elle est, c'est notamment parce que, dans la croyance populaire, les mots *acceptation* et *changement* ne sont pas complémentaires ; ils sont opposés. Nous pensons qu'il faut résister, se battre voire se révolter pour changer le monde et que *l'acceptation de ce qui est* n'est qu'une forme de résignation, de passivité, d'indifférence ou de lâcheté. C'est pourquoi, devant les événements inattendus de la vie, nous adoptons généralement les attitudes du combattant ou de la victime. Il est, en effet, plutôt difficile d'accepter d'emblée les contrariétés plus ou moins dramatiques qui se présentent dans notre existence. Ces imprévus nous déstabilisent trop pour que nous les accueillions spontanément. Voyons-les :

- *Au cours de mes deux semaines de vacances au Costa Rica, il a plu presque sans arrêt durant toute la durée du séjour.*
- *J'étais dans le métro de Paris avec mon fils de trois ans. Il avait faim. J'ai ouvert mon sac à main pour y prendre un sandwich. Avant de le lui donner, j'ai enlevé le papier qui le recouvrait et j'ai refermé mon sac. Une heure plus tard, je me suis rendu compte que mon portefeuille avait disparu avec mes papiers, mes cartes de crédit, mon argent.*

- *Il était vingt-trois heures trente quand le téléphone a sonné. Mon frère m'appelait pour m'annoncer que ma mère venait de mourir tragiquement dans un incendie.*
- *Un copain devait me prendre pour m'emmener à une fête d'amis. Il m'a oubliée.*
- *J'avais un rendez-vous d'affaires très important et je suis restée coincée dans un embouteillage causé par des travaux de la voirie. Moi qui suis scrupuleusement ponctuelle, je suis arrivée avec trente minutes de retard.*
- *J'étais au pensionnat. Je soupais avec mes compagnes lorsqu'une religieuse s'est approchée de moi pour me dire que quelqu'un m'attendait au parloir. C'était mon oncle qui voulait m'apprendre que mon frère venait d'être frappé à mort par une voiture.*
- *C'était le 29 avril 1980. J'étais à l'Université de Montréal pour une fin de semaine de cours intensif. Mon professeur est venu me remettre un message me priant de rappeler ma mère. Celle-ci m'annonçait que mon père était décédé d'une crise cardiaque au cours de la nuit.*
- *Ce matin-là, je me suis levée fatiguée et sans énergie. Pour me revigorer, je me suis servi un grand verre de jus de légumes frais. En le soulevant, le verre m'a glissé des mains et s'est brisé en mille morceaux. Le jus s'est répandu partout dans la cuisine. Un vrai dégât. J'ai tout nettoyé. Le temps passait et ma mère m'attendait pour dîner. J'avais une heure de route à faire pour me rendre chez elle. Je suis partie stressée. À l'entrée du boulevard Métropolitain, j'ai eu un accrochage. Ma journée s'est poursuivie ainsi avec une suite de contrariétés qui l'ont rendue infernale.*
- *À la suite d'une série de tests médicaux qui se sont échelonnés sur une période de plusieurs mois, j'ai appris que j'étais atteinte d'une maladie auto-immune « incurable ».*

Cette liste d'événements n'a pas été inventée aux fins de cet ouvrage. Je les ai tous vécus l'un après l'autre à différentes époques de ma vie. Ils ont tous fait partie de mon parcours, de même que plusieurs autres. Selon les situations et l'état intérieur dans lequel je me trouvais au moment où ils se sont produits, j'ai ressenti de la déception, de l'impatience, de la peine, de la peur, du découragement, de l'angoisse, de la colère, de l'impuissance, du ressentiment ou du désespoir. Pour me défendre contre ce vécu désagréable, j'ai souvent réagi par la révolte, le jugement, la critique, l'accusation, le refus, l'argumentation, le rejet, un comportement de bourreau ou de victime, le refoulement ou le contrôle. Rarement dans l'immédiat, j'ai répondu par l'acceptation. Généralement, ma réaction spontanée n'a pas été de dire «oui, j'accepte», mais plutôt «non, je refuse». Il m'a fallu une période de temps plus ou moins longue pour accueillir chacun de ces événements et reconnaître qu'ils n'arrivaient pas pour rien dans ma vie. Avec l'expérience, j'en suis venue à réduire considérablement l'espace de temps entre l'apparition de la situation souffrante et l'acceptation de cette situation ainsi que des bouleversements qu'elle provoquait dans ma vie. Peu à peu, j'ai pris conscience des bienfaits de cette acceptation et j'ai appris à lâcher prise.

Ce chapitre est précisément consacré à ces thèmes que sont l'acceptation de ce qui est, l'acceptation de ce qui nous arrive à chaque instant dans le cours de notre existence et l'acceptation de ce qui a été dans le passé. J'explorerai ces thèmes particuliers en commençant par expliquer ce que signifie dans la réalité concrète, *accepter ce qui est*. Je poursuivrai en décrivant certains obstacles qui nous empêchent d'accepter la réalité telle qu'elle est et qui nous poussent à résister au courant de la vie plutôt qu'à nous laisser porter par lui.

Que signifie «accepter ce qui est»?

Pour mieux exprimer ce que j'entends par *accepter ce qui est*, je partirai de mon exemple personnel face à la maladie.

Mon apprentissage de l'acceptation

L'expérience de la maladie chronique a été ma meilleure école d'apprentissage de l'acceptation. Convaincue que je réussirais à chasser le lupus de ma vie, j'ai tout fait ce qui était en mon pouvoir, avec mes ressources humaines, pour atteindre mon objectif, comme je l'ai dit précédemment. Quand, malgré mon investissement, les symptômes se sont manifestés avec plus d'intensité, il va sans dire que j'ai été déçue, voire désespérée parce que j'étais confrontée à l'échec de mes efforts et de mes convictions. J'ai mis du temps à comprendre que je n'acceptais pas vraiment cette épreuve. En fait, j'acceptais facilement le défi que me lançait la maladie, mais, au fond, je n'acceptais pas la maladie elle-même. Je lui résistais et la combattais incessamment.

Finalement, j'ai dû admettre que les moyens que j'utilisais habituellement lorsque j'étais confrontée à un problème quelconque ne fonctionnaient pas avec ce problème-ci. J'ai compris que, au lieu de lutter CONTRE le lupus dans le but de l'éliminer, je devais, au contraire, l'accepter et composer AVEC lui. Cette nouvelle approche de la maladie a nécessité un certain temps d'intégration. La lecture du journal que j'ai tenu au cours de ces années m'a fait réaliser mon cheminement en ce sens. Grâce à ce journal, j'ai pu me rappeler les réflexions qui m'ont amenée progressivement à accepter, sans résignation, la présence du lupus érythémateux dans ma vie et à accepter également ce qu'il renfermait de souffrance, de limites et de vécu éprouvant. Je suis passée progressivement d'un refus total à une acceptation de plus en plus créatrice de cette épreuve. Les extraits suivants en témoignent :

Je me lance partout à corps perdu pour guérir. Je prends tous les chemins qui s'offrent à moi. J'emprunte des dizaines de petites routes de campagne. Pourtant, j'ai devant moi l'autoroute de l'acceptation et du lâcher-prise et je ne la prends pas parce que j'ai peur. J'ai peur de rester malade et souffrante.

Quand arrêterai-je de me précipiter n'importe où, de papillonner et de me battre pour vaincre ce lupus ? S'il perdure, c'est que j'en suis restée sur le plan extérieur. Je ne me suis pas tournée vers le dedans pour écouter ses messages. Je ne l'ai jamais vraiment accepté.

(25 *août* 2001)

Je me sens comme un grain de sable dans l'océan. Au-dedans de moi, c'est tellement fragile et menu. Je ne sais vraiment pas par quel bord aborder cette mer de souffrance. Je voudrais trouver la porte de la délivrance. Je voudrais que tout s'éclaire et se dénoue sans effort. Je suis si fatiguée. J'ai si peu d'énergie. J'ai tellement mal à mon corps, à mon cœur, à mon être.

Je n'ai plus de prise. Tout ce qui me reste c'est le pouvoir d'accepter d'en être là, dans ce fond, dans cet enfer, dans cette peur de ne pas en sortir, dans ce sentiment d'impuissance.

C'est l'acceptation sans résignation, sans victimite et sans résistance qui m'est le plus difficile à appliquer dans ma vie en ce moment. Accepter le désespoir, l'impuissance et la douleur sans me révolter ; lâcher prise et faire confiance à la source intérieure de paix et de sérénité, voilà où se trouve ma véritable libération.

(14 *mars* 2002)

Le 10 mai de cette même année, alors que j'étais habitée par une grande tristesse, j'ai décidé d'entreprendre un dialogue avec cette émotion causée par les nombreuses limites que m'imposait la maladie. Pour ce faire, j'ai utilisé l'écriture automatique, cette forme d'écriture qui consiste à laisser couler les mots sur la page, sans réfléchir.

— *Ne me fuis pas, me dit la tristesse. Je ne suis que de passage. Je ne suis qu'en surface. Plus au fond se trouve la joie. Elle ne cherche qu'à percer, qu'à me dissoudre. Elle est toujours là et ne demande qu'à être contactée pour se manifester.*

— *Mais je ne peux pas la contacter. Je suis trop inquiète et j'ai trop peur de rester limitée indéfiniment.*

— *Tu mets trop ton attention sur tes limites et sur tes peurs et pas assez sur l'abondance.*

— *Limites de nourriture, limites de mouvement, limites d'énergie, elles m'emmerdent. Comment me concentrer sur l'abondance quand elles s'imposent avec tant de vigueur?*

— *Accepte-les. Pour le moment, c'est ainsi. Quant à ta peur et ton inquiétude, elles passeront. Tout passe toujours. En attendant, ne lutte pas contre elles. Ressens-les tout simplement. Prends le temps de les accueillir comme un enfant blessé.*

— *Facile à dire.*

— *Tu as le choix. Tu peux vivre avec le présent et avec ces limites ou les combattre. Arrête de lutter. Crois-moi, ce n'est qu'à l'intérieur de toi que tu trouveras la paix. Dès que tu sors du dedans pour chercher des solutions uniquement dans le monde extérieur, tu souffres. Dès que tu mets ton attention sur le manque, tu souffres. Accepte ces limites et ce qu'elles te font vivre. Elles se présentent dans ta vie pour te rapprocher de ta source spirituelle, là où tu trouveras le monde sans limites de la libération intérieure, c'est-à-dire celui de la paix, de l'amour et de la joie. Sache que la maladie persiste pour t'amener sur les routes qui conduisent à l'intérieur de toi. Chaque fois que tu te limiteras aux chemins du dehors, tu souffriras. Chaque fois que tu fuiras ta douleur, tu t'enfonceras dans ton sentiment d'impuissance.*

— Si je comprends bien, mon soulagement réside dans l'acceptation et dans l'accueil de « ce qui est » .

— C'est exactement ça. Accepte ce qui t'arrive en ce moment. Ne lutte pas contre moi, ta tristesse. Ne lutte pas contre la maladie. Accepte les limites sereinement. Vois-les comme des balises que ta sagesse intérieure met sur ta route pour te guider vers elle. Loin d'être des obstacles, elles sont des lanternes qui éclairent les ténèbres de ton âme pour que tu puisses te libérer de tes entraves. Crois-moi, les limites sont des cadeaux, des étincelles de lumière dont tu as besoin à ce moment-ci de ta vie pour connaître la paix intérieure. Accepte-les sans attendre tout le temps qu'elles disparaissent. Tant que tu auras besoin de ces balises pour te ramener vers ta force intérieure, elles resteront sur ta route.

J'ai compris ce jour-là, par cet exercice d'écriture, qu'*accepter ce qui est et ce qui nous arrive*, c'est d'abord accepter les étapes qui mènent à l'accueil créatif.

Les étapes qui mènent à l'acceptation de ce qui est

L'acceptation de ce qui est se trouve facilitée par le franchissement des étapes suivantes :

1. Accepter de ne pas accepter, si c'est le cas ;
2. Prendre conscience et accepter les réactions défensives normales de résistance, de révolte ou de victimite qui se présentent en nous ;
3. Écouter et accepter les émotions de peine, de colère, de rancœur ainsi que les sentiments d'insécurité et

d'impuissance qui se cachent derrière ces réactions et qui les suscitent ;

4. Identifier, accepter et exprimer les besoins refoulés.

Ce qui rend la traversée de ces étapes possible, c'est le fait d'en être conscient ici et maintenant. Cette prise de conscience nous empêche de verser dans la victimite et favorise le passage à l'étape suivante. Il est souvent indispensable de passer par l'une ou l'autre de ces trois étapes ou même par les trois et de nous donner le temps dont nous avons besoin pour les traverser avant d'accéder à l'accueil créatif de la présence de l'événement affligeant et des bouleversements plus ou moins considérables qu'il provoque dans le cours de notre existence. La volonté d'atteindre l'objectif final le plus rapidement possible n'est ici d'aucune utilité. Au contraire, elle nous entraîne vers le futur et nous fait fuir le présent. Cela rend impossible l'acceptation, laquelle demeure toujours inaccessible en dehors du moment présent. Il importe donc de vivre le processus à notre rythme et SURTOUT de rester conscients de notre vécu, de nos fonctionnements ; de les accueillir à mesure qu'ils s'imposent sur la route de nos quotidiens pour bénéficier des cadeaux qu'offre l'acceptation.

Les cadeaux de l'acceptation

Les acceptations successives de ce qui est tout au long de notre chemin favorisent l'ouverture au lâcher-prise et le recours à nos forces spirituelles. Ce sont elles également qui nous permettent aussi d'écouter nos *ressentis* et d'entendre les messages de notre intuition. C'est ainsi que, au lieu de *réagir*, poussés par un vécu désagréable non conscientisé, nous accomplirons une action juste, une action créatrice de paix, de sérénité et d'amour parce qu'elle ne sera pas défensive. Nous arriverons alors à adopter l'attitude de mère Teresa devant l'injustice, le pouvoir, la violence et la guerre, et nous pourrons dire comme elle : «*Si vous me demandez de participer à un mouvement* CONTRE *la guerre, je ne le ferai pas, mais si vous me proposez une action* POUR *la paix, je vous appuierai.*»

La paix intérieure est précisément le don le plus précieux que nous offre l'acceptation de tout ce qui est. Sans cette acceptation, nous ne connaîtrons jamais la sérénité du cœur parce que nous continuerons à réagir inconsciemment à la guerre par la guerre, au pouvoir par le pouvoir, au jugement par le jugement, à la critique par la critique, à la discrimination par la discrimination, au rejet par le rejet, à la violence par la violence. Nous ferons ainsi, sans nous en rendre compte, ce que nous dénonçons avec tant d'ardeur. Ce faisant, nous n'apporterons aucun changement profond et durable dans notre vie, dans celle de notre entourage et dans le monde, et ce, malgré notre bonne volonté et nos bonnes intentions. Aussi, pour nous ouvrir à la pratique de l'acceptation de ce qui est, il est fondamental que nous changions notre perception de ce qu'est la véritable acceptation.

Accepter ne veut pas dire «approuver»

Pour nous aider à accueillir les drames qui nous frappent et affligent l'humanité entière, nous devons savoir que le mot accepter ne veut pas dire approuver. Il signifie *choisir la paix intérieure.* La preuve en est que la véritable acceptation se manifeste toujours par un sentiment profond de quiétude. Nous pouvons donc, par exemple, désapprouver totalement la violence et, en même temps, accepter qu'elle soit présente ici et maintenant en nous ou autour de nous. En effet, si nous omettons de développer notre capacité d'acceptation envers elle et envers tout ce qui est, nous ne pourrons jamais accueillir notre propre violence et nous perdrons nos énergies dans un combat défensif qui prolongera nos souffrances et, par conséquent, fera souffrir les autres. Croyez-moi, **le seul remède que je connaisse pour guérir le monde des horreurs de la guerre c'est de cultiver en nous la paix, de la rayonner et de la communiquer. Et l'unique moyen que nous possédons pour trouver cet état de tranquillité qui soulage tous les maux du monde, c'est de les accepter.**

Pour appuyer ces affirmations, j'apporterai quelques exemples d'expériences vécues.

<u>Exemples d'acceptation de ce qui est</u>

J'ai souvent critiqué la politique étrangère d'un des présidents des États-Unis. J'ai porté sur cet homme des jugements sévères; j'ai même souhaité qu'il subisse le sort qu'il impose aux autres sans vergogne. Puis, un jour, j'ai pris conscience que, par mon attitude défensive, je faisais moi-même ce que je dénonçais et que j'entretenais ainsi des émotions qui me causaient du tort. J'ai aussi réalisé que mes pensées et mes paroles négatives, de même que celles qui provenaient de tous les coins du monde par rapport à lui, ne changeaient absolument rien à ce qu'il était, à ce qu'il croyait et à ce qu'il faisait. Au contraire, les critiques semblaient le confirmer dans ses positions. J'ai alors décidé de changer mon attitude et de *choisir la paix*. Aujourd'hui, je travaille à ne plus nourrir de pensées susceptibles de me priver de ma tranquillité profonde. Au lieu d'alimenter la guerre à l'intérieur de moi, je cultive la paix et je la souhaite de tout cœur à tous ceux qui déclenchent en moi des émotions désagréables.

J'adopte le plus possible la même attitude d'acceptation par rapport à mes problèmes de santé. Quand les symptômes réapparaissent, mon réflexe de combattante se présente de moins en moins. Autrement dit, je ne leur résiste pas ou je leur résiste beaucoup moins longtemps qu'auparavant. La semaine dernière, par exemple, je me suis réveillée avec des douleurs dans les membres et un manque total d'énergie. Ma première réaction en a été une de résistance. J'ai tout de suite voulu trouver un moyen de faire disparaître la douleur le plus rapidement possible. Lorsque j'ai pris conscience de ce fonctionnement défensif, je me suis rappelé mon expérience passée et j'ai su immédiatement qu'à vouloir fuir cette réalité je placerais mon corps dans un état de tension qui le rendrait encore plus souffrant. De surcroît, cela contribuerait à nourrir mon impuissance, ma peur, mon insécurité, ma déception et mon découragement. Cette prise de conscience m'a ouverte à l'acceptation de ce qui était, y compris de ce vécu désagréable. Immédiatement, mon corps s'est détendu et j'ai ressenti un grand calme au fond de moi.

Grâce à ce lâcher-prise, j'ai pu tourner mon attention vers l'intérieur. J'ai écouté mon corps, j'ai fait confiance à mes forces irrationnelles et je suis restée disponible pour entendre leurs messages. Ainsi, au lieu d'essayer par tous les moyens de lutter CONTRE mes douleurs, j'ai décidé de me laisser guider vers l'action juste en faisant confiance à mes ressources profondes. Plutôt que de fixer mon attention sur le problème, j'ai choisi d'aller marcher dans la nature et de me laisser imprégner par sa beauté. J'avais à peine marché quelques minutes quand me vint l'idée de faire un jour de jeûne au jus de légumes verts, d'herbe de blé, de pousses de tournesol et de pousses de sarrasin. À cette idée, mon mental a réagi instantanément pour me signifier que cette solution était trop simpliste, trop absurde et trop différente de celle qu'adoptent la plupart des gens pour être efficace. Sachant que l'intervention de mon mental était suscitée par de vieilles croyances et par la peur, je n'ai pas tenu compte de ses directives et j'ai choisi de faire confiance à mon ressenti. Il s'est avéré alors que, vers la fin de la journée, mes symptômes avaient considérablement diminué et que j'allais incontestablement beaucoup mieux. J'avais atteint ce résultat sans stress et sans effort. Il m'avait suffi d'accueillir les symptômes, de lâcher prise et de demander à mon guide intérieur de m'inspirer. Je poursuivais un objectif clair : être mieux. Pour l'atteindre, je n'ai eu qu'à confier le choix des moyens à mon intelligence irrationnelle et qu'à lui faire confiance.

Cela dit, que signifie *accepter la maladie* dans la vie de tous les jours ? L'accepter, c'est être capable de dire : « En ce moment, je ressens de l'impuissance, du découragement, du désespoir et c'est très bien ainsi. » C'est pouvoir dire aussi : « J'ai besoin d'être réconfortée, chouchoutée, écoutée, voire prise en charge pour quelque temps et c'est très bien ainsi. » Accepter, c'est même se donner le droit d'admettre sans honte et sans culpabilité : « Oui, il m'arrive de m'apitoyer sur mon sort, de me *victimiser* et de me plaindre quand je souffre trop et c'est très bien ainsi. »

Le fait d'accueillir ces réalités suppose que nous en ayons pris conscience. Sans cette prise de conscience et cette acceptation, il nous est impossible de franchir l'étape du lâcher-prise, impossible de trouver la paix qui mène au changement d'état intérieur. Sans elles, nous luttons contre « ce qui est », nous nous épuisons et nous nous laissons envahir et mener, sans en être vraiment conscients, par l'impuissance et le désespoir. C'est lorsque nous acceptons d'être humains et de réagir humainement à notre souffrance que nous pouvons accéder à nos ressources spirituelles par le lâcher-prise. Accepter la maladie – ou l'épreuve quelle qu'elle soit – ne signifie donc pas qu'il faille toujours ressentir des émotions agréables par rapport à elle. Au contraire, cela signifie que pour connaître la paix et la sérénité, il est essentiel d'accueillir d'abord la tourmente en nous et de la vivre pleinement. C'est seulement de cette façon que nous saurons aborder nos problèmes de manière à nous en servir pour atteindre la paix intérieure.

Quand les symptômes du lupus se manifestent avec trop d'intensité, quand je manque d'énergie au point que le simple fait de me lever ou de m'asseoir me demande un effort énorme, quand la douleur est trop forte, il m'arrive d'être envahie par le découragement et le désespoir. Dans ces moments-là, j'ai de la difficulté à accepter la maladie. Je dois plutôt accueillir le désespoir. Je me laisse alors consciemment couler dans mes ténèbres intérieures pour aller dans le sens de l'énergie présente. Je me visualise en train de me laisser tomber et descendre dans ma noirceur profonde. Je descends jusqu'à ce que je ressente une grande paix et un bien-être extraordinaire. Croyez-moi, suivre le cours de l'énergie présente est le seul moyen que je connaisse pour me libérer du désespoir. C'est la forme de lâcher-prise la plus efficace contre l'impuissance à nous soulager de nos souffrances.

<u>L'acceptation comme moyen de faire face à nos problèmes</u>

Cette acceptation de ce qui est et ce lâcher-prise me sont toujours bénéfiques quand je les mets en pratique. Je suis constamment émerveillée par les résultats que j'obtiens chaque fois que j'accepte ce qui est ici et maintenant. C'est pourquoi je vous encourage à utiliser ce moyen lorsque vous rencontrez un problème quelconque. Il vous faut d'abord accueillir pleinement ce qui vous arrive, y compris vos émotions, sans chercher à les changer et à y résister. Pour savoir si vous acceptez vraiment, demeurez attentifs à ce que vous ressentez. Ne laissez pas votre mental vous influencer. Vous saurez que vous êtes dans l'acceptation lorsqu'un sentiment de paix vous habitera. C'est alors le moment de formuler clairement ce que vous voulez. Une fois ces deux étapes accomplies, ne faites rien d'autre que de vous tourner vers l'intérieur et de vous abandonner à cette partie de vous-même qu'est votre intelligence irrationnelle pour qu'elle mette en place vos ressources spirituelles et qu'elle vous communique le moyen juste pour régler votre problème. Passez à autre chose et restez ouverts aux messages qu'elle vous envoie. Ils se manifesteront dans un moment inattendu par une inspiration soudaine, par la parole d'un ami ou même d'un étranger, par une phrase d'un livre, par le regard d'un enfant ou par un autre moyen. Lorsque le message a été perçu, il est important toutefois de vous en servir pour passer à l'action. Surtout, ne l'attendez pas. Laissez-le venir. N'oubliez pas que la notion de temps n'existe pas dans le monde de l'irrationnel.

Nous voyons ici que l'acceptation et le lâcher-prise diffèrent de la résignation en ce sens que, contrairement à celle-ci, ils mènent vers l'action juste. Quand nous nous résignons, nous subissons. Nous nous *victimisons* en rejetant incessamment la responsabilité de nos malheurs sur l'extérieur. Par conséquent, nous nous condamnons à l'impuissance ou à une répétition d'actions inappropriées. Par contre et paradoxalement, quand nous acceptons et lâchons prise, nous ne restons pas inactifs. Nous sommes ouverts à agir. Toutefois, l'action qui résulte du lâcher-prise n'est pas du tout du même ordre que celle vers laquelle nous entraîne la résistance, laquelle est défensive parce qu'elle est suscitée par des émotions inconscientes telles la peur, l'insécurité et l'impuissance. C'est pourquoi, très souvent, cette action défensive empire le problème et conduit finalement à la résignation et à la dépendance à des médicaments, à des traitants ou à d'autres éléments extérieurs. Par conséquent, elle nous prive de notre précieuse liberté.

L'acceptation et la liberté

L'expérience nous apprend que, plus nous pratiquons l'acceptation et le lâcher-prise, moins nous sommes dépendants et plus nous devenons fondamentalement libres. Nous ressentons encore plus ce sentiment de liberté si nous réussissons à ne pas vouloir contrôler les résultats de nos actions. C'est ici que le « Que ta volonté soit faite ! » des chrétiens, que le « Inch Allah ! » des musulmans et que le « Si Dios quiere ! » de mes amis costaricains prennent leur véritable sens. Ces mots ne reflètent pas, dans leur signification originale, l'expression d'une soumission à un Dieu extérieur à qui nous devons laisser tout le pouvoir sur nos vies. D'ailleurs, cette dernière façon de concevoir Dieu transmise par certains représentants religieux nous a trop longtemps rendus esclaves du monde extérieur et nous a paradoxalement éloignés de notre divinité intérieure, c'est-à-dire du principe de vie qu'est l'âme.

Ce principe de vie qui représente une partie de ce que nous sommes ne prend jamais de pouvoir sur nous. Il ne s'impose pas. Il se met, au contraire, à notre disposition quand nous sollicitons sa collaboration au moyen du lâcher-prise. Il complète nos forces rationnelles et physiques, mais ne les remplace pas. Contrairement à celles-ci, il ne nous envahit jamais. Comme je l'ai bien démontré au chapitre six de mon ouvrage précédent : *Un sens à la souffrance*, nous atteignons la libération intérieure lorsque nous avons appris à conjuguer nos forces rationnelles avec nos forces spirituelles. Ainsi, les expressions « Que ta volonté soit faite ! », « Inch Allah ! » et « Si Dieu le veut », prennent leur sens véritable. En les prononçant, nous ne nous soumettons pas. Nous choisissons plutôt consciemment de faire participer nos ressources irrationnelles à la résolution de nos problèmes. Avoir développé cette capacité de lâcher prise quand nous sommes confrontés à nos limites rationnelles, c'est faire preuve d'un grand pouvoir : le pouvoir de choisir. Nous avons, en effet, le choix d'aborder ce qui arrive avec *tout* ce que nous sommes plutôt qu'avec une partie seulement de ce qui nous constitue. C'est en ce pouvoir du choix que réside notre véritable liberté, à la condition de lâcher prise par rapport aux résultats que nous voulons atteindre.

Le lâcher-prise par rapport aux résultats

Comme notre intelligence irrationnelle ne fonctionne pas de la même manière que notre intelligence rationnelle, il importe que nous acceptions que notre raison ne peut pas tout comprendre et tout expliquer les mystères des moyens d'intervention de notre sagesse intérieure. Seule l'ouverture à expérimenter le lâcher-prise, par rapport aux résultats obtenus à la suite de nos demandes, pourra nous permettre de constater l'efficacité de la pratique de l'acceptation.

Lâcher prise par rapport aux résultats, c'est identifier clairement ce que nous voulons et dire à notre partie irrationnelle : « Je veux cela ou mieux. » Par rapport à la maladie, je voulais la guérison de mon corps et j'ai été guidée vers une transformation intérieure plus profonde, ce qui est nettement mieux puisque cette transformation touche toutes les dimensions de mon être y compris ma relation avec les autres, avec le monde et avec l'univers.

En 1982, quand je suis partie en France avec ma famille pour faire mon doctorat, je le faisais pour atteindre l'un ou l'autre des objectifs suivants : je voulais former des enseignants à *la communication inconsciente* qui était le sujet de ma recherche, ou encore, ouvrir une école secondaire privée dans laquelle l'enseignement aurait été inspiré par ce type de communication issue des découvertes de Georgi Lozanov sur la suggestologie[12]. Je n'ai atteint aucun de ces objectifs. Les circonstances de la vie m'ont dirigée vers l'ouverture du Centre de Relation d'Aide de Montréal et la création de l'Approche non directive créatrice. En suivant la voie intérieure, j'ai pu, par la formation à cette approche, contribuer au cheminement personnel et professionnel de milliers de personnes et participer ainsi, à ma manière et en toute simplicité, à l'évolution de l'humanité. Si je vous raconte ces expériences, c'est pour montrer qu'il existe une partie de nous qui sait ce qui nous est le plus favorable. Il suffit de lui faire confiance lorsque c'est approprié, de nous ouvrir à l'écoute de ses messages et de nous ouvrir aussi à toutes les occasions que la vie nous offre par la suite.

Quand nous lâchons prise et que nous nous abandonnons dans les bras de notre guide intérieur, il arrive toutefois que les résultats obtenus nous semblent contraires à ceux que nous avons recherchés, comme en témoigne l'exemple suivant. Quand les premiers symptômes de la maladie se sont

12 LOZANOV, Georgi. *Suggestologie et éléments de suggestopédie*. Montréal : Éditions Sciences et Culture, 1984, *s.p.*

manifestés dans mon corps, et surtout parce qu'ils persistaient et s'aggravaient, il m'est apparu clairement que je devais réduire considérablement les sources de stress de ma vie professionnelle. Je me suis donc fixé comme objectif de me créer une vie plus calme et plus paisible. Puis, j'ai lâché prise. C'est après avoir pris cette décision que j'ai appris que j'étais atteinte d'une maladie incurable. J'étais loin du résultat que j'avais espéré obtenir. Je refusais absolument une telle épreuve. Jamais d'ailleurs, je ne l'aurais consciemment choisie. Je ne pouvais donc pas l'accepter. Il m'a fallu beaucoup de temps pour comprendre ce que je considère maintenant comme une vérité fondamentale : **quand nous lâchons prise, nous n'obtenons pas toujours ce que nous voulons à court terme, mais ce qui nous est le plus favorable à long terme.**

Comme notre intelligence rationnelle n'a pas sur notre vie la vision globale qu'a l'intelligence irrationnelle, elle ignore ce qui convient le mieux à notre épanouissement et à notre évolution. Nous pouvons souhaiter de toute la force de notre volonté un résultat précis et tout faire ce qui est en notre pouvoir pour l'atteindre, ce qui ne signifie nullement que nous y arriverons. C'est d'ailleurs ce que j'ai expérimenté avec la maladie. Cette épreuve inattendue m'a placée sur un chemin complètement différent de celui que j'avais choisi, le chemin le moins fréquenté dont parle Scott Peck[13]. Elle est arrivée dans ma vie parce que j'en avais besoin pour atteindre un objectif encore plus vaste que celui d'éliminer le stress causé par mon travail. Cet objectif fondamental que je recherchais depuis longtemps n'était rien d'autre que la paix et la liberté intérieures. En effet, chaque année, et pendant de nombreuses années, j'ai mis

13 Peck, Scott. *Le chemin le moins fréquenté : Apprendre à vivre*. Paris : Robert Laffont, 1978, *s.p.*

au centre des objectifs que je visais pour les douze mois à venir, celui de connaître un jour la sérénité. J'étais loin de me douter que, pour y arriver, je devais passer par une maladie dite *incurable*. Toutefois, quand je constate aujourd'hui l'ampleur des résultats que j'ai atteints par la voie du lupus, je ne ressens que de la gratitude envers la vie même si parfois tout n'est pas toujours facile.

Cette expérience d'ouverture aux résultats par l'acceptation et le lâcher-prise peut s'étendre à toutes nos expériences de vie. Elle s'applique merveilleusement bien dans nos relations, spécialement celles que nous avons avec nos enfants. Elle nous aide à accepter ce qui leur arrive sans les contrôler, en leur faisant confiance. L'exemple suivant, qui concerne ma fille, est particulièrement révélateur des bienfaits de cette pratique. Déjà, lorsqu'elle était enfant, Marie caressait deux grands rêves : être comédienne et mère de beaucoup d'enfants. Au mois de janvier de sa dernière année de formation à l'École nationale de théâtre du Canada, elle s'est trouvée enceinte de son amoureux qu'elle fréquentait depuis moins de deux mois. Allait-elle garder cet enfant avec le risque de l'élever seule ou avorter ?

Quand elle m'a annoncé la nouvelle, j'ai eu la présence d'esprit de lui faire confiance. La connaissant, je savais qu'elle ferait un choix responsable. Elle était consciente des conséquences possibles de ce choix. Rationnellement, tout la portait à choisir l'avortement. En effet, elle n'avait pas terminé ses études, sa relation avec le père de l'enfant n'en était qu'à ses débuts et elle n'avait aucune ressource financière. Malgré cela, elle a écouté son ressenti et elle a mené sa grossesse à terme. Aujourd'hui, elle est l'heureuse mère de cinq garçons. À la fin de sa formation à l'École nationale de théâtre, elle a choisi de renoncer au métier de comédienne, ce travail étant incompatible, selon elle, avec son grand désir d'avoir beaucoup d'enfants. Elle s'est plutôt dirigée dans le domaine de la psychologie et est maintenant propriétaire et directrice générale du Centre de Relation d'Aide de Montréal. Ce travail la place dans une position de formatrice de spécialistes de la relation humaine, d'animatrice de groupes de parents et de conférencière. Sa formation en art dramatique n'a pas fait d'elle une comédienne professionnelle, mais une personne qui sait s'adresser à un public de façon dynamique et naturelle et qui sait aussi comment soutenir l'intérêt de son auditoire. Cette formation n'a donc pas été du temps perdu dans son parcours de vie. Elle a plutôt représenté une étape à franchir pour se réaliser personnellement et professionnellement et réaliser sa mission de vie.

Cet exemple, comme le précédent, nous montre que les résultats obtenus sont souvent influencés par nos désirs les plus profonds, ces désirs que nous oublions trop souvent et que notre mémoire inconsciente retient pour les ramener à notre conscience si nous savons lui faire confiance, si nous acceptons de lâcher-prise et d'écouter notre intuition.

L'acceptation et la transformation

Accepter ce qui est et ce qui nous arrive, c'est donc faire confiance à notre intelligence irrationnelle. Cette acceptation résulte d'un choix qui nous rend libres. Nous pouvons choisir de résister, de nous résigner ou d'accepter sachant que, lorsque nous choisissons la résistance et la résignation, nous entretenons la souffrance. Quand, par contre, nous décidons de prendre le chemin de l'acceptation et du lâcher-prise, nous choisissons la paix intérieure qui mène toujours vers l'action juste. Toutefois, il ne faut jamais oublier que cette paix s'acquiert par l'acceptation consciente de nos périodes de résistance et de résignation.

Accepter, c'est voir autant l'abondance dans nos vies que le manque; c'est choisir de ne pas tout comprendre, de ne pas pouvoir tout expliquer et de confier à nos ressources profondes ce qui dépasse nos capacités rationnelles. Accepter, c'est nous accueillir plutôt que de nous condamner; c'est choisir de voir le bon, le beau et le vrai en nous et autour de nous et non seulement la méchanceté, la laideur et le mensonge; c'est nous libérer de l'insatisfaction permanente qui nous habite quand nous réagissons par la critique défensive, le jugement et la *victimite.* Accepter, c'est choisir de nous dégager du stress et de la tension causée par la résistance non conscientisés.

Le paradoxe est que nous refusons d'accepter la réalité pour échapper à la souffrance et c'est précisément parce que nous n'acceptons pas cette réalité que nous souffrons. Nous n'avons donc rien à perdre à nous ouvrir à l'expérience de l'acceptation et du lâcher-prise. Ne remettons pas à plus tard cette expérience. Vivons-là maintenant, car l'acceptation, je le répète, n'existe pas en dehors du moment présent. Accueillons donc ce qui est, tout de suite et laissons-nous consciemment influencer par ces belles paroles d'Eckart Tolle : « La souffrance que vous créez dans le présent est toujours une forme de résistance à ce qui est (...). Quoique vous réserve le présent, acceptez-le comme si vous l'aviez choisi. Allez toujours dans le même sens que lui, et non à contresens. Faites-vous-en un ami et un allié et non un ennemi. Cela transformera miraculeusement votre vie[14]. »

....

14 TOLLE, Eckhart. *Le pouvoir du moment présent : guide d'éveil spirituel*, Outremont : Ariane, 2000, p. 33.

Donc, si une situation présente vous blesse, acceptez-la et acceptez ce qu'elle vous fait vivre de désagréable. Si cette même situation fait remonter en vous des souvenirs souffrants du passé, acceptez cette souffrance et accueillez ce passé tel qu'il a été. Cela, en effet, transformera votre vie.

Accepter ce qui a été

L'idée d'accepter ce qui a été nous ramène spontanément vers le passé, spécialement vers les expériences de notre enfance et de notre adolescence qui nous ont fait souffrir. Pourquoi celles-là? Parce que tant que nous n'avons pas pris soin des blessures créées à cette époque de notre vie, nous avons tendance à nous rappeler davantage ce qui nous a fait souffrir au cours de nos premières années d'existence que ce qui nous a fait du bien. Cette tendance vient du fait que la souffrance causée par ces blessures se manifeste immédiatement lorsque celles-ci sont réveillées par des déclencheurs présents. Aussi, les premières expériences désagréables qui remontent à notre mémoire sont souvent celles que nous avons vécues dans la relation avec nos éducateurs.

Accepter ce qu'ont été nos éducateurs

Qui que nous soyons, nous avons tous adopté, un jour ou l'autre, une attitude de victime par rapport au passé, spécialement par rapport aux personnes en position d'autorité que nous avons connues, dont nos parents. Ces derniers ont certainement commis des erreurs parce que, comme nous, ils ne sont pas parfaits. À cause de leurs propres expériences passées et des souffrances qu'ils ont vécues, ils ont, à l'instar de nous-mêmes, développé des mécanismes de défense qui, à certains moments du processus de notre éducation, ont pu contribuer à nous blesser profondément et à créer en nous des fonctionnements psychiques et des complexes qui nuisent aujourd'hui à nos relations et dont nous avons beaucoup de difficulté à nous libérer. Cependant, quand nous rendons nos parents responsables de nos états psychiques douloureux actuels, nous perdons tout pouvoir sur notre vie, nous entretenons notre souffrance et nous répétons inconsciemment avec nos enfants et notre conjoint les mêmes erreurs qu'ils ont commises avec nous.

Pour retrouver notre pouvoir, une voie s'offre à nous : *l'acceptation de ce qui a été*, c'est-à-dire l'acceptation de nos éducateurs et de ce qu'ils ont accompli pour nous éduquer avec le meilleur d'eux-mêmes et de leurs possibilités compte tenu des circonstances dans lesquelles ils ont vécu à cette époque de leur vie. Cette acceptation nous permet d'accueillir aussi nos propres erreurs et nos propres imperfections et nous offre une vision plus juste de la réalité. En effet, nos éducateurs nous ont élevés avec leurs blessures et nous éduquons nos enfants avec les nôtres. De plus, ils ne nous ont pas seulement légué du négatif. Quand nous nous *victimisons*, nous ne voyons pas *tout* ce qu'ils étaient et *tout* ce qu'ils nous ont laissé de merveilleux et qui fait aussi partie de ce que nous sommes maintenant.

Encore ici, nous avons le choix d'accepter ce qui a été et de nous en servir pour nous construire et créer notre vie ou encore de nous placer en position de *pauvre victime*, de blâmer nos autorités du passé, de les rendre responsables de tous nos déboires et de nous plaindre indéfiniment. Cette attitude est d'ailleurs la plus efficace pour nous rendre malheureux. Je crois que rien de *ce qui a été* n'est arrivé pour rien. C'est d'ailleurs ce qu'écrit Walsh dans *L'amitié avec Dieu* : « J'ai appris à ne pas juger ni condamner, mais à accepter avec équanimité les expériences de ma vie, sachant que tout arrive de façon parfaite, au moment parfait[15]. »

Aussi, j'ai choisi de me servir des exigences sévères de mon père par rapport au respect des principes religieux pour questionner les valeurs qu'il défendait, ce qui m'a permis d'adopter celles qui me convenaient et de remplacer les autres par des valeurs personnelles en accord avec ce que je suis. Grâce à cette attitude, j'ai pu voir le danger qui me guettait d'agir comme lui et de défendre péremptoirement avec mes enfants sans les remettre en question des idées et des valeurs en lesquelles je crois. Cette partie de mon expérience d'éduquée m'a donc été favorable parce que j'ai choisi d'accepter mon père tel qu'il était, de voir aussi tout ce qu'il avait d'extraordinaire plutôt que de porter mon attention uniquement sur cette partie de lui qui m'a dérangée. J'ai pu utiliser ce qu'il m'a communiqué avec la meilleure intention du monde pour bâtir ma vie plutôt que pour me *victimiser.*

J'ai fait la même chose avec ma mère que j'ai longtemps jugé démesurément *contrôlante* jusqu'à ce que je prenne conscience et que j'accepte que je pouvais l'être aussi quand j'étais envahie par l'insécurité et l'impuissance. Cette acceptation m'a permis d'en arriver à la comprendre, spécialement à la fin de sa vie, et d'être plus sensible à sa propre insécurité quand elle réagissait par le contrôle. Je peux voir aujourd'hui que son attitude *contrôlante* était accompagnée d'une puissance et d'une force de vie exceptionnelles. Je trouve prodigieux d'avoir aussi reçu ces ressources en héritage. Elles me sont d'un secours inestimable quand je suis confrontée aux épreuves de la vie. Quand j'y pense aujourd'hui, je suis remplie de gratitude envers elle.

15 WALSH, Neale Donald. L'*Amitié avec Dieu*, Outremont : Ariane, 2000, p. 120.

Cela dit, autant nous nous faisons du mal lorsque nous nous *victimisons* inlassablement par rapport à nos parents, autant nous nuisons à notre évolution intérieure en niant les blessures déclenchées en nous par certaines de leurs approches. Dans un cas comme dans l'autre, nous perdons tout pouvoir de nous servir des expériences relationnelles souffrantes du passé pour nous connaître, pour soulager nos blessures et pour sortir de nos systèmes relationnels insatisfaisants.

La négation de nos blessures met un voile opaque sur nos véritables besoins. Cette attitude nous rend trop souvent défensifs et nuit considérablement à nos relations en les rendant conflictuelles, fausses ou superficielles. En effet, par manque d'ouverture aux marques qu'ont laissées en nous nos expériences difficiles avec certaines des personnes en position d'autorité qui nous ont éduqués, nous projetons constamment sur les autres notre propre monde psychique, nos propres fonctionnements défensifs. Par conséquent, nos communications se transforment en culs-de-sac qui rendent impossibles les rencontres en profondeur à cause d'un manque d'authenticité en lien avec notre vécu et avec nos besoins.

Pour trouver la paix intérieure par rapport à tout ce vécu souffrant qu'ont déclenché en nous certains de nos éducateurs scolaires et parentaux, et certaines figures d'autorité, la première route que je propose de prendre est celle de *l'acceptation de ce qui a été.* Grâce à cette acceptation, nous pouvons devenir des êtres créateurs de notre vie plutôt que des personnes incapables d'accéder à leur puissance profonde parce qu'elles nient leur passé ou le subissent en s'en rendant victimes et en plaçant leurs éducateurs dans le rôle du bourreau ou de celui d'un être intouchable.

Cela entretient le système relationnel *bourreau/victime,* dont ces personnes n'arrivent pas à se libérer.

Toutefois, quand les blessures sont très profondes, comme celles qui sont causées par des expériences d'inceste, de viol, d'abandon et de violence, il n'est guère facile d'accepter, j'en conviens. Dans ces cas-là, il est essentiel *d'accueillir nos émotions négatives* et il est souvent nécessaire de passer par l'acceptation de la révolte, de la haine, du mépris et de la *victimite* avant de passer à la phase d'acceptation créatrice. Ceux qui réussissent ce passage deviennent des êtres exceptionnels, des éclaireurs pour leur entourage et pour l'humanité, des créateurs sans limites.

L'acceptation de ce qui a été ne s'applique pas seulement dans le cas de nos expériences d'éduqués, mais aussi dans celui de nos expériences d'éducateurs. Dans ce dernier cas, nous ne nous plaçons généralement pas dans la position de la *victime,* mais très souvent dans celle du *coupable.*

Accepter ce que nous avons été comme éducateurs

La culpabilité est une des plus grandes preuves qui soit du manque *d'acceptation de ce qui a été.* Cette source considérable de souffrance détruit subrepticement l'estime de soi et la confiance en soi. Non conscientisée et non acceptée, elle nourrit le système relationnel *juge/coupable* qui rend infernales la plupart de nos relations affectives. Souvent, la position de critique que nous avions avec nos parents et qui contribuait à les culpabiliser et à les responsabiliser de nos souffrances se trouve inversée dans la relation avec nos enfants et avec notre conjoint. Ce système est l'un des plus souffrants que je connaisse si nous n'en sommes pas conscients parce que l'inconscience nous prive de tout pouvoir d'en sortir.

Si nous nous sentons coupables par rapport à l'éducation donnée à l'un ou à l'autre de nos enfants, c'est que nous n'acceptons pas nos erreurs ; nous voudrions avoir été parfaits. Nous ne reconnaissons pas que nous avons vraiment fait notre possible dans le passé, compte tenu de notre histoire de vie, des fonctionnements psychiques inconscients qui en découlent, des valeurs, des connaissances, des moyens et des croyances que nous avions à ce moment-là. Quand nous nous culpabilisons, nous ne respectons pas ce que nous étions à cette période de notre vie. Nous ne nous acceptons pas comme des êtres humains en devenir et nous bloquons ainsi notre évolution. Nous souhaitons avoir été *autrement*, avoir pensé *autrement*, avoir agi *autrement*. C'est pourquoi nous nous faisons sans cesse des reproches et nous alimentons nos regrets.

Lorsque nous nous sentons responsables de la souffrance de nos enfants et de ce qu'ils sont devenus, nous cherchons à compenser et à nous déculpabiliser en adoptant aujourd'hui avec eux des comportements de prise en charge et de *sauveurs* qui entretiennent une dépendance malsaine. Cette dépendance nous enlève toute liberté dans nos relations affectives avec eux. Notre désir de tout faire pour qu'ils ne souffrent pas et, par conséquent, pour que nous ne nous sentions plus coupables, nous enchaîne. Ce fonctionnement entraîne avec lui des conséquences néfastes. En effet, comment pouvons-nous accepter ce que nous sommes ici et maintenant et accepter nos enfants tels qu'ils sont si nous rejetons ce que nous avons été dans le passé ? Comment nous améliorer et améliorer nos relations avec nos fils et nos filles si nous n'acceptons pas ce passé ?

Sans *acceptation de ce qui a été*, il est très difficile de changer quoi que ce soit dans le présent. Il en résulte donc que nous répétons indéfiniment, sans nous en rendre compte, les mêmes comportements et que nous aboutissons aux mêmes résultats insatisfaisants. Il en résulte aussi que nos enfants, qui savent inconsciemment où se trouvent nos zones de vulnérabilité, sont susceptibles de nous manipuler et de nous blâmer quand nous n'agissons pas comme ils le désirent. Cela a pour effet de nous rendre encore plus coupables, plus *sauveurs* et de plus en plus prisonniers du système relationnel *juge/coupable* que, par notre attitude inconsciente, nous sommes les premiers à entretenir.

Que faire alors pour nous libérer de nos chaînes ?

Il est fondamental, d'abord et avant tout, que nous prenions conscience de cette culpabilité qui nous mène à notre insu et qui fait de nous des *sauveurs* qui se laissent utiliser et manipuler par leurs enfants et par leurs conjoints. Sans cette prise de conscience, nous demeurons des marionnettes mues par des souffrances passées, refoulées dans la caverne de notre inconscient pour assurer notre survie.

En plus de prendre conscience du sentiment de culpabilité, il est important que nous acceptions totalement et d'une façon définitive tout *ce qui a été* parce que nos regrets ne changeront absolument rien au passé. Ils contribueront à nuire considérablement au présent. Finalement, pour nous libérer de nos réactions automatiques insatisfaisantes, nous devons nous rappeler constamment que **l'important n'est pas *ce qui a été*, mais ce que nous faisons aujourd'hui avec ce passé. Nous pouvons l'utiliser pour nous *victimiser* ou l'accepter et nous en servir pour grandir.**

C'est cette démarche d'évolution permanente qui nous permettra d'en arriver un jour à assumer notre responsabilité en tant que parents et à poser les limites qui s'imposent même si nos enfants ne sont pas toujours d'accord et qu'ils nous adressent des reproches. Cette démarche d'évolution nous permet aussi de faire confiance à nos fils et à nos filles et de comprendre que nous ne pouvons pas, malgré la meilleure volonté du monde, les préserver de toute expérience désagréable et de toute souffrance. C'est impossible. Comme nous, ils devront vivre leurs propres expériences et apprendre à se servir de leur passé, quel qu'il ait été, pour se construire et construire leur présent et leur avenir. Plus nous leur laisserons la responsabilité de ce qu'ils font de leur vie, plus nous les aiderons à devenir des êtres autonomes. Ainsi, les manipulations et les reproches n'auront plus de pouvoir sur nous. Nous serons libres et nous leur donnerons par le fait même le cadeau de la véritable liberté.

Le miracle de *l'acceptation de ce qui a été* réside dans le fait qu'elle est toujours facteur de changement. **Quand nous acceptons, nous changeons.** Notre façon d'agir avec nos enfants n'est plus la même. Au lieu de prendre en charge leur souffrance parce que nous vivons de la culpabilité, nous sommes capables de mieux les écouter, de mieux les comprendre, de nous montrer plus présents à leur vécu sans en prendre la responsabilité parce que nous sommes conscients de cette culpabilité et de ses effets néfastes quand elle est ignorée. Grâce à cette conscience, nous pouvons offrir à ces êtres si chers ce dont ils ont le plus besoin pour devenir des personnes qui s'accomplissent : la confiance en eux. C'est alors que le système *juge/coupable/sauveur* s'effrite et que la relation devient libre et saine.

J'ai entretenu ce système souffrant avec un de mes fils pendant quelques années. Quand, adolescent, il a commencé à fréquenter des amis qui exerçaient sur lui une mauvaise influence et qu'il s'est mis à fumer de la marijuana, j'ai eu peur et j'ai ressenti tout de suite une énorme culpabilité. J'ai remis en question toute l'éducation que je lui avais donnée et je me suis adressé de nombreux reproches. Je m'attribuais même des erreurs qui n'en étaient pas en réalité. Je voulais tout transformer pour me racheter, ce qui n'a contribué qu'à envenimer notre relation. En fait, je souhaitais le changer pour me déculpabiliser sans me rendre compte que je devais remettre en question ma propre attitude.

Comme je me sentais coupable, je le contrôlais dans l'espoir qu'il change et qu'il agisse autrement, ce qui m'attirait de sa part des réactions culpabilisantes. Il me reprochait d'avoir manqué de présence avec lui au moment de son adolescence et d'avoir été trop accaparée par mon travail. Son fonctionnement inconscient et le mien nous rendaient tous les deux prisonniers d'un système étouffant. La souffrance et la conscience du manque de liberté m'ont ouvert les yeux et m'ont éveillée au changement. J'ai alors pris conscience de ma culpabilité et j'ai reconnu avec discernement mes erreurs. Dans une conversation avec lui, je lui ai dit que j'avais vraiment fait ce que je pouvais de mieux, comme mes parents l'avaient fait avec moi et comme il le ferait un jour avec ses propres enfants. J'ai ajouté que j'avais entièrement confiance en sa capacité à composer avec son héritage psychique comme j'avais composé avec le mien. Ce faisant, j'ai brisé le système. Je lui ai remis sa liberté et j'ai repris la mienne.

Depuis, nous avons une excellente relation, une relation basée sur le respect, la confiance, la liberté et l'amour réciproque. Aujourd'hui, quand je regarde l'homme qu'il est devenu, je suis habitée par une grande admiration et par une profonde paix. L'acceptation a guéri notre relation. Par elle, j'ai réalisé une fois de plus que tous les problèmes se règlent dans la facilité quand nous ne leur résistons pas. Si nous trouvons la vie trop compliquée et trop difficile, c'est probablement parce que nous l'affrontons et tentons de la traverser dans le sens contraire à son cours normal. En agissant ainsi, nous luttons contre elle et nous vivons constamment dans l'agitation et la tourmente. Nous avons alors besoin de prendre la direction inverse pour nous apaiser. Cette direction, celle de la liberté intérieure, s'obtient notamment par *l'acceptation de ce qui est et de ce qui a été.*

Cette acceptation n'est possible que si nous prenons conscience de nos fonctionnements comme éducateurs. Si certains d'entre nous sont habités par la culpabilité par rapport à leurs erreurs, d'autres, au contraire, ont tendance à les nier complètement et à refuser de se remettre en question. Dans ce cas, il n'y a aucune réparation possible et la relation parents/enfants, à l'âge adulte, est fondée sur le blâme et la culpabilisation quand ce n'est pas sur l'indifférence. Non travaillé, ce genre de lien se répète dans les autres relations affectives, ce qui entretient la souffrance ou renforce le *je-m'en-foutisme* défensif que d'aucuns adoptent pour ne pas ressentir la douleur causée par le manque en ce qui concerne la relation affective.

Toutes ces réalités nous montrent l'importance de s'ouvrir à notre propre mystère pour le démystifier et en arriver à accepter ce qu'il renferme. Malheureusement, de nombreux obstacles nous empêchent de créer cette ouverture et d'accepter ce qui est et ce qui a été. Ces obstacles ne viennent pas surtout de l'extérieur, mais de l'intérieur de nous-mêmes. Ce sont d'eux dont je vais parler maintenant pour favoriser la prise de conscience sans laquelle le changement ne peut se produire.

Les obstacles à l'acceptation de ce qui est

Qu'est-ce qui nous empêche d'accepter ce qui est, ce qui nous arrive et ce qui a été ?

Les principaux obstacles à l'acceptation et au changement viennent toujours de nous-mêmes et jamais des autres. Quelque chose en nous résiste à ce qui est et nous rend malheureux. Tant que nous cherchons uniquement à l'extérieur la cause de nos problèmes, nous souffrons parce que nous intensifions la lutte et en ressortons affaiblis et de plus en plus impuissants. C'est seulement en nous que nous trouverons ce qui bloque notre énergie vitale et qui rend notre corps malade, notre cœur chagriné et notre âme assoiffée d'absolu.

Quel est donc ce *quelque chose* qui nous gâche la vie et nous empêche de l'accueillir telle qu'elle est ?

Il peut s'agir d'une croyance, d'une émotion, d'une introjection, d'un principe ou encore d'un mécanisme de défense. Ce peut être aussi une souffrance refoulée dans la caverne de l'inconscient. Quoi qu'il en soit, tant que nous n'en prenons pas conscience, nous sommes menés par des forces sur lesquelles nous n'avons aucun pouvoir et nous nous débattons jusqu'à l'épuisement, la dépression ou la maladie contre des écueils extérieurs illusoires. Le premier pas qu'il nous est demandé d'exécuter pour connaître la paix intérieure qui rend la vie plus douce et plus rafraîchissante, consiste donc à tourner définitivement notre regard vers le dedans quand cela va mal et quand nous n'arrivons pas à accepter ce qui est et à lâcher-prise. C'est là, au creux de notre être, que se trouvent les obstacles à notre épanouissement, à notre réalisation et à notre bonheur et pas ailleurs. C'est là aussi que fleurissent nos plus prodigieuses ressources et d'où jaillissent les meilleures solutions à tous nos problèmes.

Comme j'ai mis du temps à le comprendre et surtout à intégrer dans ma vie ce que je considère maintenant comme une grande vérité ! Quand un événement ou une personne déclenchait en moi une blessure, je n'arrivais pas à me tourner vers l'intérieur. Spontanément, je résistais et je cherchais ce qui, à l'extérieur, me causait de la souffrance.

Rendre les événements de la vie et les autres responsables de ma douleur ne me demandait aucun effort. Quand j'étais envahie par l'angoisse, je n'éprouvais jamais de difficulté à voir les mécanismes de défense et les erreurs de mes déclencheurs. En agissant ainsi, je n'avais plus accès à mes ressources ni à ma puissance. Ma confiance en moi et mon amour de moi s'effritaient graduellement et je finissais toujours par m'accabler de reproches et par me disqualifier parce que, en portant mon attention uniquement à l'extérieur de moi, j'alimentais et amplifiais ma blessure. Je ne m'occupais pas d'elle. Je l'abandonnais. C'est pourquoi elle ne se soulageait pas.

L'intensité presque insupportable de ma souffrance m'a finalement montré le chemin de la libération intérieure. Grâce à cette douleur et surtout à ce que j'en ai fait, une transformation progressive s'est accomplie en moi. Grâce à elle et à sa persistance implacable, j'en suis arrivée à choisir la voie du dedans parce que celle du dehors ne contribuait qu'à me rendre chaque jour plus impuissante et plus malheureuse. Maintenant, je me penche de plus en plus facilement et de plus en plus rapidement vers l'intérieur de moi-même quand je souffre. J'accepte davantage ce qui est. Et, quand je résiste – ce qui m'arrive encore, rassurez-vous – je sais que c'est parce que je nage à contre-courant et que des obstacles intérieurs me barrent la route de l'acceptation et du lâcher-prise. Je m'efforce alors d'accueillir ces obstacles qui sont : la survalorisation de mes forces rationnelles, la croyance qu'accepter, c'est se résigner, la volonté défensive et la honte.

La survalorisation des forces rationnelles

Comme je l'ai largement démontré dans *Un sens à la souffrance*, l'une des plus grandes causes de la souffrance humaine est que nous survalorisons le mental et que nous ne faisons pas suffisamment confiance à l'intelligence irrationnelle qui nous constitue. Il s'ensuit que nous rendons notre intelligence rationnelle responsable de la résolution de tous nos problèmes, ce qu'à elle seule elle ne peut absolument pas réaliser.

Mais comment l'humanité en est-elle arrivée à perdre ainsi le sens du sacré ? Chercher les coupables dans le monde de la science, de la philosophie, de la théologie ou même de la psychologie ne nous avancera à rien. Une chose est sûre toutefois : la société du XXIe siècle est maintenant dominée dans son ensemble par des valeurs jalousement défendues par le matérialisme et par la science, des valeurs qui trop souvent témoignent d'une déification de la conscience rationnelle et du jugement négatif que nous portons sur tout ce qui n'est pas vérifiable, objectif et observable.

La science a pris le pouvoir. Comme le mot *science* signifie *savoir* et que depuis Saint-Augustin et même plus récemment depuis Descartes, la raison et, conséquemment, le savoir ont été survalorisés, il s'ensuit que pour qu'une chose soit crédible, elle doit être prouvée scientifiquement. Elle doit pouvoir être comprise rationnellement et expliquée par des moyens accessibles à la conscience rationnelle.

C'est ainsi que, pour assurer aux mystères et aux réalités transcendantes une certaine crédibilité, on a tenté de les rendre *scientifiques* et *rationalisables*, ce qu'elles ne pourront d'ailleurs jamais devenir car la raison ne peut les appréhender totalement. Tout cela parce que le mot *scientifique* est, dans la croyance populaire, porteur de vérité. Quand quelqu'un veut prouver qu'il a raison, il n'a qu'à ajouter à ses propos : « C'est prouvé scientifiquement. » Peu importe si c'est vrai ou non, ces mots ont souvent le pouvoir de clore les discussions.

Le pouvoir de la science est tellement fort de nos jours qu'il a remplacé celui des religions. Cela explique pourquoi, dans le domaine empirique, certains créateurs qui veulent être crédibles cherchent tant à prouver que leur découverte ou leur approche est *scientifique*. Sont-ils conscients que, pour ce faire, ils doivent souvent réduire à une seule dimension ce qui est de l'ordre du multidimensionnel ? Le besoin d'être reconnu officiellement est parfois tellement impératif qu'il pousse des gens à sacrifier leur passion pour entrer dans des moules préfabriqués par les lois de la science et asseoir leur crédibilité. Ils trahissent ainsi leurs différences et leurs valeurs et contribuent à répandre la fausse croyance que crédibilité est toujours synonyme de compétence.

On a souvent reproché à la physique quantique, par exemple, de ne pas respecter les lois d'une véritable approche *scientifique*. J'ai d'ailleurs entendu le même reproche par rapport à certaines approches thérapeutiques bien connues. Cela s'explique par le fait que ces approches ne font pas seulement appel à l'intelligence rationnelle de l'être humain, mais aussi et tout autant à la partie irrationnelle de sa conscience. En ce sens, il est très juste de dire qu'elles ne sont pas *scientifiques*, ce qui ne signifie pas qu'elles sont fausses et inefficaces.

Ne pas être *scientifique* n'est pas un défaut, c'est simplement nourrir, devant certaines réalités, une vision différente de celle qui domine l'époque actuelle. Je crois que nous devons assumer cette vision différente si nous l'avons et si nous la croyons juste au fond de nous-mêmes, et ce, même si elle n'est pas complètement en accord avec les *vérités* reconnues officiellement. De toute façon, ces soi-disant *vérités* ne sont pas immuables. Elles changent avec le temps parce que l'humanité évolue. On a rejeté Galilée parce qu'il affirmait que la terre était ronde. L'avenir a montré qu'il avait raison. Aussi, ce qui est important pour moi, ce n'est pas que mes croyances, mes actions et mes créations soient scientifiques ou non scientifiques ni qu'elles soient reconnues ou non reconnues dans les milieux dits *officiels*. Ce qui m'importe, c'est que je sente que mon action est juste et qu'elle contribue à aider réellement l'être humain à grandir intérieurement, qu'elle lui apporte la paix, la sérénité, l'amour et la liberté qu'il recherche.

Les conséquences de la non-reconnaissance des forces immatérielles et irrationnelles qui constituent l'homme s'aggravent de plus en plus dans notre société et deviennent de plus en plus néfastes pour l'être humain. En essayant de rationaliser l'irrationnel, certaines personnes en sont venus à nier leurs émotions et même à ne plus les ressentir ce qui a contribué à les rendre très défensives ou très offensives et, par conséquent, à créer et à entretenir des guerres et des schismes non seulement dans le monde, mais à l'intérieur d'elles-mêmes. Rationaliser l'*irrationalisable* a amené de trop nombreux individus à s'arroger des pouvoirs sur les autres, à les réprimer et même à les violenter au nom de croyances interprétées et imposées comme des vérités universelles et absolues.

La conscience humaine est dotée de deux formes d'intelligence. La majorité des gens n'en utilisent qu'une seule, celle qui correspond à leur cerveau gauche. Il s'ensuit que leur vision de la réalité demeure partielle. Comme ils pensent que la forme d'intelligence qu'ils reconnaissent est toute-puissante, ils l'exploitent au maximum pour contrôler leur vie et celle des autres et pour tenter de régler tous leurs problèmes. Cette croyance les conduit directement à la résistance quand la réalité ne leur est pas favorable et qu'ils ne réussissent pas à la changer parce que la survalorisation de la conscience rationnelle est un obstacle à l'*acceptation de ce qui est.*

Pour accepter et lâcher prise, il est d'abord primordial de CROIRE en la présence et en l'efficacité de l'intelligence irrationnelle qui nous constitue; il importe impérativement d'avoir la conviction qu'il existe en nous des ressources invisibles qui agissent avec efficacité quand nous les sollicitons. Pour acquérir cette conviction et pour développer la croyance en l'existence et en la puissance de l'intelligence irrationnelle, nous n'avons qu'un seul moyen : l'expérience. Nous devons nous ouvrir à la possibilité qu'il existe en nous une autre forme d'intelligence que celle que nous connaissons et que nous utilisons.

L'incrédulité et la peur de l'inconnu qui nous habitent sont nourries par l'intelligence rationnelle qui veut garder l'exclusivité en ce qui a trait au pouvoir qu'elle s'est arrogée sur notre existence. Elle nous empêche d'accéder à nos ressources spirituelles. Pourtant, c'est en l'invitant à partager ce pouvoir avec la conscience profonde que nous pourrons guérir intérieurement, c'est-à-dire trouver la paix, la sérénité, l'amour qui rendent la vie tellement plus douce et agréable.

En permettant à la conscience profonde d'agir par l'expérience de l'acceptation et du lâcher-prise, nous n'enlevons pas à la raison tous ses pouvoirs ; au contraire, nous l'allégeons en lui retirant des pouvoirs qu'elle s'arroge, mais qu'elle ne possède pas. Cela la rend tellement plus efficace. Elle apprend ainsi à ne plus être envahissante, mais plutôt à conjuguer ses forces avec celles de l'intelligence irrationnelle pour notre plus grand bien. C'est alors que, au lieu de nous sentir constamment déchirés entre ce que nous pensons et ce que nous ressentons, nous sommes habités par un sentiment d'harmonie intérieure qui nous réconcilie avec nous-mêmes et avec la vie.

Pour atteindre le bien-être de cette libération intérieure, la pratique de l'acceptation de ce qui est et du lâcher-prise s'avère nécessaire quand, devant la souffrance, nous sommes confrontés aux limites de notre raison. Dans ces cas-là, trop souvent, nous résistons et déployons des efforts pour nous soulager, ce qui est le signe que nous luttons contre ce qui est plutôt que de suivre l'énergie présente.

L'expérience de *l'acceptation de ce qui est* se reconnaît en ce qu'elle est apaisante et régénératrice alors que celle de la résistance nous rend agités et tourmentés en plus de nous épuiser. Il suffit donc de rester attentifs à notre vécu et à l'état dans lequel se trouve notre corps pour nous rendre compte que nous résistons à ce qui est et pour nous ouvrir à l'acceptation. Ainsi, notre intelligence rationnelle ne sera plus un obstacle au lâcher-prise. Elle le favorisera en nous faisant prendre conscience de nos ressentis. Une fois sa fonction remplie, elle laissera la place à la conscience profonde pour accomplir le reste. Cependant, ce processus ne se réalisera qu'à une seule condition : que nous acceptions ce qui est et que nous lâchions prise. Ce faisant, la raison ne sera plus un obstacle à l'accueil de ce qui est, mais une alliée. Elle ne nourrira plus la croyance restrictive qu'accepter, c'est se résigner.

La croyance qu'accepter, c'est se résigner

La croyance qu'accepter, c'est se résigner est très répandue chez les personnes qui survalorisent les pouvoirs de l'intelligence rationnelle. Pour elles, accepter veut dire *rester passif, endurer la souffrance, ne rien faire*. La peur que rien ne change si elles acceptent est particulièrement présente. D'ailleurs, cette peur m'a longtemps habitée et j'ai mis beaucoup de temps à en prendre conscience. À la rigueur, j'étais d'accord pour accepter la maladie, mais à condition qu'elle parte. À ce sujet, voici ce que j'ai écrit dans mon journal du 5 décembre 1999, peu de temps après avoir été informée du diagnostic :

> « *J'accepte cette maladie comme une épreuve temporaire qui ne durera pas longtemps.*
>
> *L'accepter, c'est apprendre à vivre avec elle.* Moi *je veux vivre* SANS *elle.*
>
> *Vivre avec elle veut dire quoi ?*
>
> *Vivre à moitié ? diminuée ? limitée ? incapable de me réaliser ? fatiguée ? épuisée ? sans aucune énergie ? Ce n'est pas possible.*
>
> *Accepter la présence à long terme de la maladie dans ma vie ? Accepter de vivre* AVEC *elle sans la combattre ? Accepter les limites qu'elle m'impose ? Me résigner ? Je ne peux pas.* »

Je ne pouvais pas parce que je cherchais exclusivement des solutions dans le monde extérieur. Je voulais à tout prix guérir mon corps, ce qui n'est pas négatif. Ce qui me nuisait, c'est l'acharnement avec lequel je poursuivais cette lutte

CONTRE le lupus érythémateux disséminé. Beaucoup plus que la maladie elle-même, ce combat m'épuisait. J'en ressortais toujours déçue.

« *Je vois que je suis dépendante des symptômes. Je ne me sens absolument pas libre. Mon état s'améliore un peu et je suis heureuse. Il se détériore et je deviens triste et malheureuse. Cette dépendance me dérange. Je manque de contact avec l'essentiel en moi. Il est sûrement important de m'occuper de ma santé, mais je souhaiterais le faire autrement que par la résistance. Comme j'aimerais accepter vraiment cette maladie et lâcher prise pour trouver un pilier solide sur lequel m'appuyer, une source qui ne tarira pas en dépit de la fluctuation des symptômes !* »

(8 décembre 1999)

Quand je relis ce passage, je constate que déjà, à ce moment-là, une brèche s'ouvrait sur le chemin de ma libération intérieure. C'est comme si la maladie voulait m'amener dans cette direction dès le départ, mais que je refusais d'entendre son message et que je lui résistais. Je ne poursuivais qu'un but : guérir ce corps souffrant et malade et y arriver le plus rapidement possible. Je ne voulais surtout pas accepter cette maladie de peur qu'elle s'installe.

Cependant, la ténacité de sa présence et de la souffrance m'a ouvert les yeux de l'âme. Devant l'ampleur de mon impuissance s'est dressée une nouvelle force dont je soupçonnais la présence, mais que je n'utilisais pas étant trop acharnée à vouloir m'en sortir par les seules ressources de mon mental. Je me débattais comme une naufragée et je tournais en rond. Je désirais changer mon approche, arrêter de me battre parce que je n'avais plus de forces ni de ressources.

J'ai finalement lâché les rames et je me suis laissée guider par le courant intérieur. J'ai dit à mon guide intérieur : « *Je te laisse la barre, moi je n'en peux plus.* » Cette expérience m'a apporté une grande paix. Curieusement depuis ce jour, quand je réussis à lâcher-prise, je n'éprouve pas le sentiment de me résigner comme je le croyais, mais plutôt celui de m'ouvrir enfin à des ressources inconnues. Je comprends maintenant qu'accepter, ce n'est pas renoncer à agir, mais renoncer à m'activer et à me battre. C'est effectivement *ne rien faire maintenant pour mieux agir plus tard.*

L'acceptation n'empêche pas le changement. Elle le suscite. Toutefois, au lieu de changer la situation, c'est notre approche de la situation qui change. Autrement dit, le changement s'opère d'abord en nous plutôt qu'en dehors de nous. C'est ce changement qui provoque les transformations extérieures. Nous découvrons et exploitons alors des ressources insoupçonnées qui rendent notre action plus créatrice et plus appropriée. Ce n'est plus une façon d'agir que nous découvrons, mais une manière d'être que nous adoptons. Cette manière d'être, qui naît de l'acceptation et du lâcher-prise, nous procure une confiance sans limites en nous-mêmes et en la vie.

Si nous pratiquons cette expérience le plus souvent possible, nous développons une foi profonde en nos ressources spirituelles et nous finissons par acquérir la conviction qu'il existe réellement en nous une source intarissable de paix sur laquelle nous pouvons toujours compter. Alors, la croyance qu'accepter c'est se résigner se transforme et devient : accepter, c'est changer ses perceptions de la réalité et, par conséquent, provoquer des changements profonds et durables dans nos vies. C'est ça le miracle causé par l'intelligence intérieure : elle transforme la peur et l'impuissance en paix, en sérénité et en liberté.

Comme je l'ai expliqué dans mon précédent ouvrage, la liberté intérieure n'est pas un état que nous atteignons définitivement un jour dans notre vie après des années de travail sur nous-mêmes. Elle nous est accessible aujourd'hui même. Pour l'expérimenter, il suffit de tourner notre regard vers l'intérieur et de lâcher prise. Nous ressentirons alors une paix profonde et incommensurable. Plus nous expérimentons cette paix et la sérénité qui en découle, plus la transformation s'installera de façon durable. Le plus extraordinaire dans tout cela, c'est que, à partir du moment où nous prenons conscience de notre possibilité d'accéder à nos ressources spirituelles, nous découvrons que nous avons le pouvoir de choisir de les solliciter à chaque instant. Malheureusement, nous bloquons souvent l'accès à la route qui mène au cœur de nous en y plaçant inconsciemment des obstacles comme la survalorisation de notre intelligence rationnelle, la croyance qu'accepter c'est se résigner comme je viens de le démontrer et la volonté défensive de laquelle je vais vous parler maintenant.

La volonté défensive

La volonté et la discipline sont, à mon avis, des ressources exceptionnelles parce qu'elles permettent aux personnes qui les possèdent et à celles qui les développent d'atteindre la plupart de leurs objectifs. Ces ressources font partie de mon héritage. Elles m'ont été transmises par mes parents et je leur en suis très reconnaissante parce que, grâce à elles, avant d'être frappée par une maladie auto-immune, j'ai atteint tous mes objectifs de vie. Cette éprouvante expérience m'a fait comprendre que, dans certains cas, la volonté et la discipline ne sont plus des ressources, mais des mécanismes de défense. En effet, lorsque nous nous en servons pour fuir la douleur physique et la douleur psychique, elles ne sont plus utiles, mais nuisibles parce qu'elles résultent d'un manque d'acceptation de ce qui est. Voici ce que j'écris à ce sujet dans mon journal du 16 octobre 2005.

> « *La volonté bouffe toute mon énergie en ce moment. Pourtant, j'ai toujours eu ce que j'ai voulu avec elle à force de travail. Mais aujourd'hui, mon corps ne peut plus fournir d'efforts. Il ne peut plus lui obéir. Il est épuisé. Que va-t-il m'arriver ?* »

Une phrase que j'ai entendue de Marie-Thérèse Bal-Craquin au cours d'un séminaire qu'elle animait à Paris sur le thème des constellations familiales m'a éclairée à ce sujet : « La volonté est le mur et non la porte », a-t-elle dit.

Cette phrase m'a tout de suite rejointe. J'ai réalisé ce jour-là que j'avais affronté la maladie à coups de volonté défensive en m'acharnant contre elle pour la vaincre. J'ai tenté de défoncer des murs au lieu de passer par sa porte. Le problème résidait dans le fait que, devant un défi ou un obstacle, je ne connaissais pas vraiment d'autres moyens d'agir que celui de me battre. Ce faisant, je ne prenais pas toujours le temps d'écouter mon corps et mes émotions. Dans le cas de la maladie, je n'avais qu'un objectif : fuir ma peur de ne pas en sortir, ma peur de souffrir et ma peur de réduire progressivement ma qualité de vie. Par cette attitude défensive, je ne donnais pas de place à mes besoins de calme et de repos. Il me fallait donc choisir d'autres moyens pour me rendre la vie plus agréable et plus facile et ces moyens n'étaient rien d'autre que l'acceptation et le lâcher-prise.

Aujourd'hui, je dépense moins d'énergie à forcer et à défoncer des murs pour fuir la souffrance. Je passe de plus en plus par sa porte et j'écoute mes besoins de silence, d'intériorité et de paix parce que, quand je me bats contre ce qui est, je donne à la réalité extérieure une importance démesurée qui me pousse à dramatiser l'épreuve plutôt que de l'aborder avec discernement. Je m'éloigne ainsi de ma vérité intérieure parce que je n'accueille pas ce que je vis. J'entretiens alors un sentiment qui m'incite fortement à résister à ce qui est plutôt que de l'accepter : la honte.

La honte

L'un des plus grands obstacles à *l'acceptation de ce qui est et de ce qui nous arrive* est la honte. Ce sentiment est important parce qu'il pousse fréquemment les personnes qui le ressentent à s'en défendre par le déni et le *faire semblant* pour ne pas décevoir. Elles projettent alors une image d'elles-mêmes qui est en conformité avec leur idée de femme idéale ou d'homme idéal dans l'épreuve ou le malaise, une image qui n'épouse pas la réalité. Pour certaines personnes, en effet, être malades, dépressives, dépendantes ou vulnérables est un signe de faiblesse. Elles ont donc honte de leur état et projettent sur les autres les jugements sévères qu'elles portent sur elles-mêmes. « Ces personnes gagneraient si elles regardaient la réalité en face, mais elles ne peuvent réussir que si elles se persuadent de pouvoir surmonter leur honte », nous disent Ronald et Patricia Potter-Efron[16].

Se croyant faibles et diminuées, ces êtres-là se sentent humiliés. C'est précisément ce sentiment d'humiliation que j'ai ressenti quand j'ai été mise devant l'évidence que la volonté, la discipline, la persévérance et l'effort ne venaient pas à bout de mes symptômes. À ce moment précis de ma vie, regarder la réalité en face, c'était voir une femme

16 POTTER-EFRON, Ronald et Patricia. *Se libérer de la honte : les chemins vers une meilleure estime de soi*, Paris : Dunod, 2005, p. 29.

épuisée qui se sentait inutile, désespérée et physiquement décharnée. Cette femme-là, je la jugeais sans valeur. Elle n'avait même plus le courage de se battre. En fait, je me voulais parfaite devant cette épreuve. Je me voulais sereine, acceptante, positive, forte et accomplie spirituellement, ce qui était loin d'être toujours le cas.

La vérité, c'est que parfois j'en avais ras-le-bol de la maladie et que j'avais honte de n'avoir pas réussi à la vaincre. J'étais déchirée entre ma vérité émotionnelle et physique et la honte que je vivais. J'étais habitée par une peur énorme de décevoir, une peur de briser l'image de la femme forte et invincible. J'exigeais donc toujours de moi que je puisse affronter mon impuissance avec courage, dignité, acceptation, amour et sérénité alors qu'au fond, je ressentais parfois du désespoir, de la déception, de la colère, du doute, de la culpabilité, du rejet de moi-même et même de l'envie envers ceux qui jouissaient d'une bonne santé. Qu'avaient-ils de plus que moi pour ne pas être malades ? J'avais honte de tout ce vécu désagréable et de l'état dépressif dans lequel il me plongeait. Être dans un état dépressif, quelle horreur ! Quelle humiliation ! J'avais tellement souffert de la longue dépression de ma mère à la suite de la mort accidentelle de son fils, et je l'avais tellement jugée qu'il ne fallait surtout pas que je fasse souffrir mon entourage avec mes problèmes.

Un jour, alors que j'étais découragée, je me suis soudainement rappelé la sage parole de mon père : « *Rappelle-toi que tout a sa raison d'être, ma fille.* » Évidemment que cela ne m'arrivait pas pour rien. Quelque chose en moi m'appelait à une mutation. J'étais définitivement trop dépendante du regard admiratif qu'on posait sur moi. J'entretenais donc, sans toujours m'en rendre compte, une image de femme solide qui ne se laisse pas abattre.

La personne la plus déçue dans cette histoire, c'était moi-même. J'étais déçue de moi et j'imaginais que les autres le seraient aussi et que, me voyant ainsi affaiblie, ils me retireraient leur amour, leur admiration, leur confiance et qu'ils m'abandonneraient. D'ailleurs, dans mes moments de désespoir, c'est moi-même que j'abandonnais. Je n'accueillais pas ma vulnérabilité. Je la jugeais et la réprimais. Quand j'ai pris conscience de mon fonctionnement, j'ai compris que la première étape à franchir était celle d'accepter mon vécu et mon état dépressif et, par conséquent, d'accepter de décevoir et de me montrer telle que j'étais même si j'avais peur de ce qui en résulterait. J'avais la fausse croyance que les autres n'aimeraient que la forte, la courageuse, la persévérante parce que je n'aimais moi-même que celle-là. La Colette vulnérable et démunie ne m'inspirait aucune sympathie. Parce que je la rejetais tout simplement moi-même, je craignais qu'elle soit rejetée.

Je suis même allée plus loin dans cette réflexion. Si, effectivement je perdais l'affection et l'admiration des autres, allais-je en mourir? Allais-je m'écrouler comme si ma valeur ne dépendait que de leur regard admiratif et de leur amour? Le fait de me poser ces questions m'a beaucoup éclairée. Il était bien évident que je ne m'écroulerais pas. Je n'en avais aucun doute. Cela a effrité ma croyance et atténué considérablement ma honte. J'ai alors commencé à accepter que je suis parfois effectivement solide et forte et que, d'autres fois, je suis faible et diminuée. J'ai décidé de me laisser voir ainsi en acceptant qu'il se pouvait que je déçoive, mais que cela ne serait absolument pas catastrophique. J'ai lâché prise et je suis descendue aux enfers librement. Je me suis laissé crouler en paix. J'ai alors accueilli et apprivoisé l'angoisse, le désespoir, l'impuissance et la honte et je me suis laissé vivre authentiquement comme je le fais en rédigeant ce livre. J'ai accepté enfin que, à ce moment-là de ma vie, j'étais vulnérable, affaiblie et diminuée.

Cette acceptation a eu sur moi l'effet d'un véritable soulagement en ce sens qu'elle m'a apporté une paix qu'aujourd'hui je ressens chaque fois que j'accepte ce qui a été ; chaque fois que j'accepte ce qui est tel qu'il est et que je lâche prise. Cette expérience m'a fait réaliser tout ce que nous pouvons gagner quand, pour intégrer dans nos vies la pratique de l'acceptation et du lâcher-prise, nous franchissons des obstacles intérieurs tels la survalorisation de nos forces rationnelles, la croyance qu'accepter c'est se résigner, la volonté défensive et la honte. Le plus extraordinaire est que, grâce à cette pratique, j'intègre chaque jour davantage l'acceptation de ce que je suis.

Chapitre 3
S'accepter

Comme nous venons de le voir, autant la résistance et la résignation nous maintiennent dans le monde extérieur, autant l'acceptation nous tourne vers le monde intérieur. Elle nous ouvre les portes du cœur et de l'âme parce qu'elle est porteuse de paix, de sérénité et de confiance en la vie.

Toutefois, ce mieux-être intérieur, accessible à tous, ne s'atteint pas uniquement par l'acceptation de ce qui est, de ce qui a été et de ce qui nous arrive. Il s'atteint aussi et surtout par l'accueil de ce que nous sommes avec nos forces et nos faiblesses, nos qualités et nos défauts. Cependant, nous accueillir inconditionnellement tels que nous sommes n'est pas facile. Il y a toujours des parties de nous-mêmes que nous jugeons inacceptables et que nous cherchons à cacher ou du moins à ne pas montrer. Ces parties forment ce que Jung a appelé « la persona » et Winnicott « le faux self ». Dans nos relations avec les autres, nous pouvons dire que, lorsque nous commençons à mieux nous accepter, nous devenons plus authentiques en rapport à ces facettes de notre personnalité. Parce que nous nous aimons dans ces aspects-là, nous ne craignons pas d'être jugés, critiqués ou rejetés, ni de perdre l'amour quand nous les manifestons extérieurement.

Par contre, il existe des parties de notre être dont nous avons honte parce qu'elles ont été rejetées dans le passé par certains de nos éducateurs et de nos pairs. C'est le cas, par exemple, de certaines émotions que nous ressentons comme la colère, la peine ou la jalousie, ou de certains de nos besoins comme ceux d'être aimés et reconnus. Dans les situations de la vie où ces émotions et ces besoins non acceptés par nous sont déclenchés par une personne de notre entourage, nous devenons des « personas » par peur que cette personne nous fasse subir ce que nous nous faisons subir à nous-mêmes dans ces situations-là soit le retrait de l'amour.

Mais quelles sont ces parties de notre personnalité que nous avons le plus de difficulté à accepter?

Ce qui est difficile à accepter

Mon expérience personnelle et surtout professionnelle me permet d'affirmer que ce qui transforme une personne en personnage, c'est surtout la honte de sa vulnérabilité, c'est-à-dire la honte de ses zones psychiques hypersensibles. Ces zones, formées dans le passé par des déclencheurs de souffrance intense qui ont laissé leur marque, sont ravivées chaque fois qu'une personne ou une situation rappelle à la mémoire inconsciente du corps et du psychisme la douleur aiguë causée dans le passé par des déclencheurs semblables. Ayant été profondément meurtrie, voire dans certains cas mutilée psychiquement, la personne atteinte devient très vulnérable en ce sens que ses zones blessées sont comme autant de plaies non guéries qui peuvent à tout moment être de nouveau rouvertes. Nous pourrions dire de ces plaies qu'elles sont comme des talons d'Achille. Cette allusion littéraire fait référence à ce héros grec du IXe siècle avant J.-C. qu'Homère décrit dans l'*Iliade* comme étant invincible parce que, enfant, son père l'avait trempé dans les eaux du Styx en le tenant par le talon. C'est Pâris qui, plus tard, le blessa mortellement par une flèche empoisonnée qui atteindra ce seul point faible et vulnérable que les eaux n'avaient pas protégé, son talon.

Il en est ainsi de nos zones sensibles non reconnues qui peuvent être atteintes cruellement à tout moment par des déclencheurs extérieurs sans importance apparente, mais dont l'effet sur le psychisme est très puissant parce qu'ils raniment la souffrance originale[17]. Dans nos relations affectives, ces blessures sont constamment attisées et constituent la cause première de nos souffrances. Celles-ci nous font parfois voir la personne aimée comme une menace susceptible de nous blesser à tout moment alors que, en réalité, c'est surtout notre vulnérabilité qui est en cause. Dans plusieurs cas, cette sensibilité nous place en position de survie psychique et elle nous incite à nous défendre comme des guerriers armés jusqu'aux dents pour vaincre une mouche. La faiblesse du déclencheur n'en rend pas moins réelle l'intensité de la douleur. Cette dernière ne mérite pas moins d'attention du fait qu'elle ait été réveillée par une source aussi peu significative pour le regard extérieur qu'une absence de sourire, un oubli ou un silence. Nous jugeons ces déclencheurs insignifiants, ce qui nous empêche d'accepter ce qu'ils nous font vivre.

Ce qui nous empêche de nous accepter

Lorsque nous sommes touchés dans nos zones vulnérables, nous nous occupons davantage de nos déclencheurs – en nous défendant contre eux – que de nos blessures. Nous abandonnons notre propre souffrance en la refoulant constamment dans ce lieu profond de notre

17 Ce phénomène a été démontré dans mon premier ouvrage *Relation d'aide et amour de soi*, Montréal : Éditions du CRAM, 2007, *s.p.*

psychisme que j'appelle symboliquement *la caverne de souffrance.*

Dans ce lieu obscur et terrifiant se cachent nos blessures parce que nous les y maintenons prisonnières par peur de souffrir. Elles n'en sont pas moins actives pour autant. Elles ne cessent de nous rappeler leur présence par l'influence inconsciente qu'elles exercent sur nos pensées, nos actions, nos choix et nos décisions. Nous sommes en quelque sorte les esclaves de nos blessures parce que nous ne nous penchons pas vers elles pour les identifier et pour les accueillir. N'étant ni reconnues ni acceptées, elles se manifestent à notre insu dans nos vies et entretiennent des douleurs psychiques et physiques qui ne guérissent pas. À ce sujet, T. Harv Eker[18] écrit dans "Secrets of the Millionnaire Mind": *It's what under the ground that create what's above the ground. It's what's invisible that creates what's visible* (...) *It means that if you want to change the fruits, you will first have to change the roots."* Et il ajoute plus loin : "...*what you cannot see in this world is far more powerful than anything you can see*[19].

Comme ces paroles sonnent juste pour moi ! Une des principales causes de la maladie qui m'affecte ne se trouve-t-elle pas dans tout ce que j'ai trop longtemps refoulé dans la profondeur de cette caverne ? Cette maladie n'est-elle pas en grande partie l'expression d'une vulnérabilité non acceptée, d'une blessure négligée ? Paul Ferrini n'a-t-il pas entièrement raison lorsqu'il écrit dans *Les douze étapes du pardon* : « La descente dans l'obscurité de notre psyché est

18 EKER, T. Harv. *Secrets of the Millionnaire Mind. Mastering the Inner Game of Wealth.* Harper Collins Publishers Inc., 2005, pp. 12-13.

19 C'est ce qu'il y a *dans le sol* qui crée ce qu'il y a au-dessus du sol. C'est ce qui est *invisible* qui crée ce qui est *visible.* (...) Cela signifie que, si vous souhaitez changer les fruits, vous devrez d'abord changer les racines. (...) Ce qu'on ne peut pas voir dans ce monde est de loin beaucoup plus puissant que ce que l'on peut voir.

essentielle à notre processus de guérison. Sans cette descente, nous ne pouvons devenir porteurs de lumière[20]. » En effet, sans cette descente dans l'ici et maintenant des situations de la vie quotidienne, et sans accueil et acceptation de notre vulnérabilité, nous nous débattons défensivement dans le monde extérieur et nous nous éloignons de la partie divine en nous, cette partie qui seule peut nous procurer le soulagement fiable et durable que nous recherchons.

Comment descendre au cœur de nous-mêmes ?

Mais comment aborder la descente dans les profondeurs de ce gouffre que nous avons nous-mêmes créé par nos refoulements alors qu'il nous fait si peur ? Comment éclairer ce lieu si sombre où séjournent tant de blessures imbriquées les unes dans les autres alors que nous n'avons pas de repères ni de balises pour les distinguer. Que peut saisir notre conscience rationnelle dans ce magma de troubles intérieurs complètement irrationnels ? N'a-t-elle pas besoin de jalons pour se frayer un chemin à travers le labyrinthe des émotions refoulées qui bouillonnent au creux de notre être comme la lave d'un volcan ?

Bien que les blessures qui nous rendent vulnérables forment dans notre psychisme un tout que l'intelligence irrationnelle peut appréhender globalement et naturellement, il n'en reste pas moins que, pour les identifier, nous avons besoin de l'intervention de l'intelligence rationnelle qui, elle, ne peut assurer sa fonction qu'à partir de repères précis. C'est pourquoi j'ai établi une classification de ces blessures à partir de notes que j'ai fidèlement prises à la suite de chacune de mes rencontres thérapeutiques et des séminaires de formation que j'ai dispensés au cours de ma

20 FERRINI, Paul. *Les douze étapes du pardon, manuel pratique pour passer de la peur à l'amour*, Montréal : Éditions du Roseau, 2007, p. 87.

carrière professionnelle en tant que thérapeute et formatrice de thérapeutes non directifs créateurs.

Cette classification a pour but de favoriser l'identification des blessures qui influencent nos comportements parce que sans cette prise de conscience, il n'y a pas d'acceptation et, par conséquent, pas de transformation durable ni de guérison intérieure possible. Elle n'est ni scientifique ni exhaustive parce que, comme toutes les informations que nous ont fournies les nombreux spécialistes du monde de la psychologie, celles qui seront développées ici résultent d'observations cliniques. Le psychisme, de par son immatérialité, sa subjectivité, sa mouvance et son infinitude, ne peut et ne pourra jamais se réduire aux exigences d'objectivité de la science aussi révélatrices et aussi rassurantes soient-elles pour la conscience rationnelle.

Les sept blessures psychiques

Étant de nature totalement irrationnelle, comme tous les contenus psychiques, les blessures se définissent comme des lésions intérieures qui se manifestent à nous par le vécu émotionnel. Comme ce vécu s'exprime de façon différente d'une personne à une autre, voire d'une situation à une autre, il est absolument impossible de nommer ces lésions à partir de ce qui est ressenti par la personne atteinte. J'ai donc décidé de les désigner en prenant comme point de départ leurs causes. Ainsi, après avoir retiré et classifié les plus importantes informations de mes observations écrites, j'ai retenu les sept principales blessures psychiques suivantes :

1. La blessure causée par l'abandon et le rejet
2. La blessure causée par le contrôle et le pouvoir

3. La blessure causée par la culpabilisation
4. La blessure causée par la comparaison
5. La blessure causée par la trahison
6. La blessure causée par l'humiliation
7. La blessure causée par la dévalorisation.

L'objectif principal que je cherche à atteindre par ce travail est de vous fournir, à vous cher lecteur, des informations qui vous permettront de mieux comprendre vos fonctionnements psychologiques et relationnels et de vous accepter davantage tel que vous êtes. Pour ce faire, j'aborderai chaque blessure sous les angles suivants :

- les causes
- les caractéristiques des personnes blessées
- les déclencheurs de leur souffrance
- les émotions et les besoins ressentis par ces personnes
- leurs mécanismes de défense.

Je souhaite de tout cœur que ces informations ouvriront votre cœur à l'acceptation et à l'amour de la plus merveilleuse personne qui devrait exister à vos propres yeux : vous-même.

La blessure causée par l'abandon et le rejet

Rares sont les personnes qui n'ont pas souffert d'abandon, de rejet ou d'exclusion à un moment ou à un autre de leur vie. Cependant, si la marque causée par ces déclencheurs reste légère pour certaines d'entre elles, elle peut s'avérer très profonde pour d'autres et avoir un impact important sur la plupart de leurs relations affectives. Ces personnes peuvent souffrir énormément chaque fois qu'elles sont touchées dans cette zone sensible de leur psychisme qui concerne l'abandon, le rejet ou l'exclusion.

Pourquoi des déclencheurs blessent-ils une personne au plus profond d'elle-même alors qu'ils n'ont pas d'impact aussi considérable chez d'autres ? Mis à part le bagage psychique déjà présent à la naissance qui diffère d'un enfant à un autre et l'état affectif de la personne au moment où les événements se produisent, la sensibilité à l'abandon et au rejet dépend aussi d'un phénomène compensatoire[21]. Par exemple, deux frères abandonnés par leur père au moment d'un divorce peuvent réagir bien différemment à cette situation. L'un peut se refermer sur lui-même et s'isoler avec sa souffrance alors que l'autre peut compenser le manque par un attachement particulier à son entraîneur sportif ou au nouvel amoureux de sa mère ou encore à son grand-père. Il est possible aussi que la relation du premier avec son père en ait été une où il se sentait compris, accepté, valorisé, complice alors que le second ait été plus proche de sa mère. Dans le premier cas, le sentiment d'abandon peut être ressenti plus fortement à cause du manque causé par la perte. Ce phénomène compensatoire nous empêche de dire que telle cause produit toujours tel effet, spécialement en ce qui concerne le psychisme humain. Il n'en reste pas moins que la plupart de ceux qui sont affectés par une blessure d'abandon le sont pour des causes apparemment justifiées.

Les causes de la blessure formée par l'abandon

La blessure d'abandon peut être causée par l'absence prolongée, la séparation, le divorce, la maladie chronique ou la mort d'un des parents. En sont affectés, notamment, les

21 Le phénomène de la compensation a été développé par Guy Corneau dans son ouvrage *Le meilleur de soi*, Montréal : Éditions de l'Homme, 2007, *s.p.*

enfants négligés ou ceux qui sont rejetés pour leur caractère ou leurs comportements tant par leur père, leur mère, leurs professeurs que par leurs pairs. Parfois, l'enfant préféré d'un parent souffre d'exclusion de la part de sa fratrie. Le même phénomène peut se produire à l'école primaire avec le *chouchou* de l'instituteur. Et que dire du *mouton noir* et du *bouc émissaire* dans les classes comme dans les familles ?

Le sentiment d'abandon peut également se développer chez les enfants dont les parents sont accaparés par leurs conflits relationnels. Lorsqu'ils sont prisonniers des souffrances causées par leurs propres blessures, ces parents n'ont pas toujours le cœur ouvert à l'amour pour leurs enfants et s'en occupent par devoir plutôt que pour leur témoigner de l'affection. Perturbés par la peur que leurs parents se séparent et par le manque affectif, ces enfants éprouvent souvent des difficultés d'apprentissage, l'émotion ayant une influence directe sur le fonctionnement du cerveau. Le même problème d'abandon se produit parfois lorsque les parents sont narcissiques au point de ne prêter attention qu'à eux-mêmes. Pour eux l'enfant n'existe que dans la mesure ou il peut rehausser leur propre image. Dans ce cas, leur fils ou leur fille peut à juste titre se sentir abandonné par un père et une mère trop centrés sur leur propre personne.

Somme toute, les causes de la blessure d'abandon sont très nombreuses comme celles qui ont formé toutes les autres lésions psychiques et il existe toujours deux dangers possibles lorsque nous les évoquons. Certaines personnes peuvent s'en servir pour se *victimiser* par rapport à leur passé et responsabiliser indéfiniment leurs éducateurs ou leurs pairs de leurs malheurs actuels. Cette attitude, comme je l'ai déjà expliqué à plusieurs reprises, ne contribue qu'à les rendre impuissants à agir parce qu'elle les empêche d'identifier et d'accueillir leurs blessures. L'autre attitude, non moins néfaste, qui a été développée par Alice Miller dans *Notre corps ne ment jamais*[22], consiste à adopter la position de l'autruche par rapport à tout ce qui touche leur passé et par rapport aux paroles et aux actions de leurs parents qui les ont fait souffrir. Une telle position les empêche de voir la réalité en face et surtout de découvrir les fonctionnements relationnels à l'origine de leurs blessures et qu'ils répètent inconsciemment dans toutes leurs relations affectives.

Qui que nous soyons, nous avons avantage à mettre en lumière les marques laissées en nous par nos expériences passées, non pas dans le but d'accuser nos éducateurs et de justifier nos défauts, nos erreurs et nos échecs, mais plutôt dans celui de comprendre ces fonctionnements insatisfaisants qui, aujourd'hui, nous rendent malheureux et dans le but aussi de récupérer le pouvoir sur nos vies. Cette conscientisation de ce qui se passe dans notre monde psychique, si elle est exempte de *victimite*, nous permet de passer à une autre étape, celle de l'acceptation de ce que nous sommes et de l'acceptation de nos éducateurs tels qu'ils étaient. Sans cette acceptation, nous reproduisons incontestablement dans nos relations affectives les mêmes réactions que celles qui nous ont fait souffrir et qui ont fait souffrir ceux qui nous ont blessés dans le passé à la suite de leurs propres expériences d'enfant meurtri.

Croyez-moi, tant que nous refusons de franchir les portes de notre caverne psychique par peur de souffrir et par peur de voir, avec discernement et sans apitoiement, la vérité en face par rapport aux marques douloureuses qu'ont laissées en nous nos expériences passées, nous serons menés, sans

22 MILLER, Alice. *Notre corps ne ment jamais*. Paris : Flammarion, 2004, *s.p.*

nous en rendre compte, par nos blessures et nous connaîtrons plus difficilement la véritable liberté.

Que veut dire concrètement « franchir les portes de notre caverne psychique » ? Cela signifie que se centrer uniquement sur les causes de la blessure ne produit aucun changement dans nos vies. Les causes sont des déclencheurs. Comme je l'ai dit précédemment, prendre conscience de nos déclencheurs favorise la compréhension de nos fonctionnements actuels, mais ne suffit pas pour les transformer. Le « savoir » nous maintient dans la tête. Bien qu'il constitue la première étape du processus de changement, il ne sert à rien s'il n'est pas intégré. Il est donc fondamental de ne pas s'attarder aux faits quand il s'agit du passé, ni aux personnes qui ont déclenché nos blessures, mais plutôt de prendre soin de la souffrance qui remonte à la surface quand nos lésions psychiques sont ravivées par des situations présentes. Tout le travail de libération intérieure se passe dans l'ici et maintenant comme le montre l'exemple de Jules.

Jules avait cinq ans lorsque sa mère est morte. Non seulement a-t-il vécu une expérience cruelle d'abandon, mais il a été rejeté par la nouvelle compagne de son père. La prise de conscience de ses expériences passées d'abandon et de rejet lui a permis de comprendre pourquoi ses relations avec les femmes de sa vie s'étaient toutes terminées par une séparation. En fait, dès qu'il ressentait la peur d'être abandonné, il abandonnait lui-même pour ne pas l'être une fois de plus. Même s'il était conscient de ce fonctionnement, il n'arrivait pas à le changer. Il avait pourtant fait une démarche thérapeutique importante pour s'en sortir. Ce n'est qu'au moment ou, à la suite d'un échec amoureux, il consulta un spécialiste des thérapies relationnelles que sa vie a changé. Au lieu de centrer ses interventions uniquement sur le passé, sa nouvelle thérapeute s'est montrée attentive aux émotions ressenties par Jules dans le présent. L'écoute empathique et sans jugement de celle-ci lui a permis d'exprimer la peine qu'il avait accumulée pendant des années et qu'il avait toujours rationalisée et refoulée. Cette peine cachait de nombreuses peurs, une grande insécurité affective et un besoin incommensurable d'amour qu'il avait toujours nié pour éviter la souffrance.

À la suite de cette expérience, Jules a compris que les déclencheurs présents sont des cadeaux que la vie nous envoie pour libérer la souffrance passée. Il a aussi compris que les prises de conscience les plus efficaces se réalisent ici et maintenant et qu'elles favorisent l'accueil et l'acceptation des émotions contenues dans notre caverne psychique, de ces émotions anciennes qui sont constamment réveillées dans les relations affectives. Il a donc été plus ouvert par la suite à son monde intérieur parce qu'il l'acceptait davantage quand il était blessé. Vers la fin de sa démarche thérapeutique, il a connu une nouvelle amoureuse. Avec elle, au lieu de fuir la relation comme il l'avait toujours fait auparavant lorsqu'il était envahi par la peur de perdre et par l'insécurité, il a décidé d'exprimer ses peurs et ses besoins. Pour se permettre une telle liberté d'expression, il avait dû passer par l'acceptation de sa vulnérabilité sans laquelle ce changement n'aurait pas été réalisable. Selon lui, cette acceptation a été possible grâce à l'accueil sans jugement de sa sensibilité par sa thérapeute.

Nous voyons par cet exemple que refouler la souffrance en la rationalisant ou s'y complaire en adoptant une attitude de victime par rapport au passé ne l'empêchent pas d'être présente en nous. Elle agit au contraire à notre insu et se manifeste à travers nos attitudes, nos comportements et nos réactions défensives chaque fois que nos blessures sont réanimées. Dans le cas des personnes fortement touchées par l'abandon et le rejet, des caractéristiques bien particulières se manifestent dans leurs comportements. Voyons en quoi ces personnes se distinguent.

Les caractéristiques des abandonniques

Les personnes abandonniques ont développé, à la suite de leurs expériences répétées de rejet, d'abandon ou d'exclusion, la certitude qu'elles ne sont pas aimables. Au fond d'elles-mêmes, qu'elles en soient conscientes ou non, elles se croient indignes d'être aimées. Elles pensent qu'il leur manque quelque chose d'important pour mériter l'amour. Elles doutent donc constamment de l'amour de leurs proches. Comme elles ne s'aiment pas, elles n'existent que par l'amour des autres. Il suffit qu'elles se sentent rejetées, exclues ou abandonnées par une seule personne pour qu'elles perdent instantanément contact avec leurs ressources et leur sentiment de valeur. Dans ce cas, elles sont incapables de recevoir l'amour que leur témoignent toutes les autres personnes. Le mal causé par un seul geste interprété comme un rejet, ne peut être réparé que par le déclencheur lui-même quand la blessure est fraîche. Personne d'autre, aussi aimant soit-il, ne peut soulager la douleur ressentie.

Les abandonniques dépendent donc des autres pour être heureux et se placent ainsi, sans trop s'en rendre compte, dans la position d'objet qu'on prend ou qu'on rejette. L'exemple de Marjolaine en témoigne. Elle raconte que, pendant de nombreuses années, elle a rendu ses amoureux responsables de son bonheur et de son malheur.

S'ils répondaient à ses besoins d'amour, elle avait la joie de vivre. Si, au contraire, ils ne comblaient pas ses attentes, elle était habitée par une angoisse profonde sur laquelle elle n'avait aucun pouvoir. Seul le changement d'attitude ou de comportement du conjoint pouvait faire disparaître sa souffrance. Elle était à la merci de la personne aimée et allait même jusqu'à se nier elle-même pour ne pas perdre son amour.

Par manque de confiance en leur pouvoir d'attirer l'amour, les personnes abandonniques, comme Marjolaine, se conforment souvent aux désirs des autres pour être acceptées. Elles iront jusqu'à se diminuer volontairement pour ne pas perdre l'amour. Ne ressentant pas ou peu de respect envers elles-mêmes, elles n'osent pas poser de limites même quand elles seront envahies ou encore qu'on abusera de leur générosité ou de leur naïveté. Ces personnes ne sont pas en contact avec leurs besoins. Elles sont plutôt menées par leurs peurs. Il en résulte qu'elles ignorent ce qu'elles veulent précisément. Elles demeurent en attente d'un amour inconditionnel qu'elles sont incapables de recevoir quand on leur donne et qu'elles ne peuvent davantage donner parce qu'elles sont prisonnières de leur peur du manque. Elles sont donc toujours insatisfaites face aux marques d'amour qui leur sont témoignées. Elles en veulent toujours davantage, ce qui finit par faire fuir ceux qu'elles tentent désespérément d'aimer. Lorsqu'elles sont rejetées, exclues ou abandonnées, elles perdent le goût de vivre et peuvent même aller jusqu'à mettre en cause leur existence même. Il suffit de peu de la part du monde extérieur pour les mettre dans un état de profond désarroi.

Les déclencheurs de la blessure d'abandon

Le déclencheur qui ravive la lésion psychique de la personne blessée par l'abandon, le rejet ou l'exclusion peut apparaître insignifiant au regard extérieur. On dit même de cette personne qu'elle fait des drames avec des bouts de chandelles. Pour elle, le simple oubli d'un coup de téléphone ou d'un baiser du conjoint avant de partir peut être vécu comme une catastrophe. Elle interprète même l'intérêt normal de ce dernier pour la télévision, l'informatique, le sport ou ses amis comme un manque d'amour s'il ne lui manifeste pas suffisamment d'attention. Les silences, les retards, les manques d'écoute et l'indifférence peuvent provoquer une réaction apparemment exagérée car ces déclencheurs rappellent à cette personne des situations extrêmement souffrantes de son expérience relationnelle passée.

Ce besoin constant de la présence de l'être aimé est souvent vécu difficilement par la personne qui vit avec un abandonnique. Cette personne a souvent le sentiment de perdre sa liberté. C'était le cas de Marie-Pierre, qui trouvait Julien beaucoup trop possessif. Chaque fois qu'elle s'adonnait à une occupation quelconque sans lui, il le lui reprochait. Elle appréciait sa générosité, sa grande capacité d'écoute, sa disponibilité, mais non sa dépendance. Elle se sentait d'ailleurs toujours coupable quand il lui adressait des remarques désobligeantes lorsqu'elle sortait avec une amie ou qu'elle se rendait à ses séances de yoga. Leur relation se détériorait progressivement. Cette situation a changé le jour où une collègue de travail, à qui Marie-Pierre s'était confiée, lui dit qu'elle souffrait elle-même d'abandon. Cette collègue a même avoué qu'elle avait réagi longtemps de la même manière que Julien quand son conjoint ne l'incluait pas dans ses activités. Elle l'avait sévèrement blâmé quand il arrivait en retard ou qu'il se montrait distrait lorsqu'elle lui parlait. Son problème s'était résolu le jour où elle avait découvert son grand et constant besoin d'être sécurisée et rassurée par rapport à l'amour de cet homme et surtout lorsqu'elle avait compris que ce besoin de sécurité n'était ni honteux ni condamnable. Le fait de l'accepter et de s'en occuper au moyen de la communication avait considérablement réduit son angoisse d'abandon.

Comme les exemples de Jules, de Marjolaine et de Julien nous le montrent, le bonheur et le malheur des abandonniques dépendent presque exclusivement de leur entourage affectif. Cela les rend très dépendants de ceux qu'ils aiment si ils ne prennent pas conscience de leurs besoins, ne les accueillent pas et n'en prennent pas la responsabilité. Ce manque d'autonomie fait en sorte qu'ils s'attirent parfois le rejet et l'abandon parce que, à la longue, ils peuvent devenir un poids lourd à porter pour l'être aimé. Aussi longtemps que les personnes affectées par cette blessure n'auront pas fait de travail sur elles-mêmes pour identifier et accueillir leurs émotions et leurs besoins lorsqu'elles sont blessées, elles réagiront à tous ces déclencheurs d'une manière défensive. Cela contribuera malheureusement à leur faire perdre l'amour qu'elles réclament avec toutes les fibres de leur être plutôt qu'à l'attirer.

Les réactions défensives des abandonniques

Comme nous l'a démontré l'histoire de Jules, ce qui provoque une réaction défensive immédiate chez un abandonnique, c'est sa très grande vulnérabilité psychique non accueillie dans l'ici et maintenant devant des situations de la vie quotidienne en rapport avec ce type de problème. À cause de cette intense vulnérabilité non écoutée, il interprète les attitudes et les comportements de ses déclencheurs en fonction de son vécu passé. La plupart du temps, sa réaction est très éloignée de la réalité du moment présent. Il prête aux autres des intentions qu'ils n'ont pas et se défend à partir de ses propres présomptions parce que, quand sa zone de fragilité est réanimée par une personne aimée, ses émotions sont trop fortes pour qu'il puisse appréhender la réalité avec discernement. Il réagit donc plus ou moins fortement par le blâme et l'accusation, questionne et enquête pour se sécuriser. Il peut même harceler par des investigations qui n'en finissent plus. Parfois acerbe dans ses paroles, il attire souvent le contraire de ce qu'il recherche.

Comme l'abandonnique projette sur les personnes de son entourage sa certitude de ne pas être aimable, il leur reproche constamment de ne pas l'aimer et il s'accroche désespérément à elles pour ne pas les perdre. Il arrive aussi qu'il feigne une indépendance farouche pour tester leur amour. Toutes ces réactions défensives sont causées par un manque d'acceptation de sa fragilité psychique et par un manque d'accueil de ses émotions. Il lutte contre lui-même pour éviter de souffrir, ce qui lui attire une souffrance encore plus intense.

Certains abandonniques peuvent réagir avec moins d'agressivité. Au lieu d'attaquer l'autre, ils refoulent leur vécu, se retirent et ne s'affirment pas pour être aimés. Ils nient leurs besoins, se laissent envahir et s'oublient pour plaire. Généreux et disponibles à l'excès, ils tentent inconsciemment, par ces moyens, de contrôler les réactions des autres pour ne pas se sentir rejetés. La plupart du temps, vaincues par le manque d'efficacité de leurs comportements, ils peuvent bouder pendant des heures ou fuir, déserter, abandonner leur conjoint avant d'être abandonnés pour ne pas souffrir ou pour le punir de leur avoir fait mal.

Toutes ces réactions ramènent toujours la personne blessée à la case départ et ne règlent jamais le problème de cette zone de vulnérabilité incessamment élargie par le manque de considération pour une blessure qui ne demande qu'à être soulagée. Ce soulagement ne pourra s'effectuer que si cette personne porte une attention particulière à ses émotions et à ses véritables besoins.

Les émotions et les besoins reliés à la blessure d'abandon

Les émotions qui suscitent l'intervention instantanée des mécanismes de défense dans le psychisme demeurent à peu près toujours les mêmes chez les abandonniques. En plus de l'insécurité, c'est surtout la peur de ne pas être aimés, la peur de déplaire, la peur d'être rejetés, abandonnés ou exclus et la peur de perdre l'être aimé qui les pousse à réagir. Ces peurs sont tellement intenses qu'elles occupent tout leur espace psychique. Ces personnes ne ressentent donc pas leur besoin d'être rassurées et leurs besoins de sécurité et d'appartenance, ce dernier besoin se manifestant surtout chez ceux qui ont souffert d'exclusion dans leur famille ou dans leur classe. N'étant pas en contact avec leurs désirs et leurs besoins, ces personnes sont menées par leurs peurs. C'est ce qui les rend défensives. Elles gagneraient à identifier ces peurs et ces besoins, à les accepter comme étant normaux, aussi intenses soient-ils, pour ensuite pouvoir s'en occuper. Cela contribuerait à les rendre plus autonomes et plus libres. Sans cette acceptation, elles peuvent connaître des expériences affectives aussi désagréables que celle de Nathalie.

Nathalie était une femme frustrée. Jamais contente, elle réagissait à ce qui semblait être des pacotilles pour son conjoint, ce qui rendait leur relation infernale. Celui-ci ne savait plus sur quel pied danser pour lui être agréable. Le seul domaine de leur vie de couple satisfaisant pour lui était la sexualité. C'est d'ailleurs ce qui le retenait dans cette relation. Cela explique aussi pourquoi Nathalie doutait constamment de son amour pour elle. Cependant, comme elle n'était pas en contact avec sa peine, ses peurs et ses besoins d'amour et de sécurité affective, elle réagissait défensivement à presque toutes ses paroles et ses actions. En fait, parce qu'elle n'était pas présente à elle, Nathalie fuyait sa propre souffrance et avait des exigences contradictoires par rapport à son conjoint. Elle n'avait jamais pris le temps de ressentir sa peur de perdre et de l'exprimer. Elle n'avait jamais pris conscience de son besoin vital d'être rassurée affectivement. Comme elle ignorait ce qu'elle voulait, elle exigeait n'importe quoi et se retrouvait toujours insatisfaite devant les efforts de l'être aimé pour lui plaire. Seules la prise de conscience, l'acceptation et l'expression de ses émotions et de ses besoins auraient pu améliorer une relation qui s'est malheureusement terminée par une séparation.

Comme le démontre l'expérience de Nathalie, nous pouvons constater que, dans le cas de la blessure d'abandon comme dans le cas de toutes les autres blessures psychiques, la personne affectée soulagera considérablement sa souffrance si elle entreprend une démarche d'ouverture sur son monde intérieur pour identifier et accepter ce qui l'habite. Ce n'est que de cette manière qu'elle pourra se préparer petit à petit à accepter de prendre le risque de perdre l'amour des autres pour gagner l'amour d'elle-même. Cette démarche d'acceptation s'avérera aussi salutaire pour les personnes dont la blessure est causée par le contrôle, le pouvoir et la domination.

Résumé : blessure d'abandon

Les causes

- l'absence physique ou psychique prolongée d'un éducateur important
- la séparation ou le divorce des parents
- la maladie chronique ou la mortalité de l'un deux
- le narcissisme du père ou de la mère
- la situation de chouchou, de mouton noir ou de bouc émissaire

Les caractéristiques de l'abandonnique

- la certitude de ne pas mériter l'amour
- le sentiment de non-valeur
- la dépendance affective
- le manque d'autonomie affective
- la difficulté à poser des limites
- le manque de respect de soi
- le manque d'affirmation
- l'attente d'un amour inconditionnel
- le doute de l'amour de l'autre
- la difficulté à recevoir l'amour
- l'insatisfaction permanente
- la tolérance exacerbée

Les déclencheurs de sa blessure

- les silences
- les retards
- les oublis
- les intérêts et les occupations de l'être aimé
- l'absence d'attention et de présence
- le manque d'écoute
- l'indifférence
- tout ce qui est interprété comme un rejet, un abandon ou une exclusion

Les réactions défensives

- les interprétations et projections (à partir des expériences passées)
- le blâme et les accusations
- le contrôle
- les enquêtes et les investigations
- le harcèlement
- l'envahissement
- l'indépendance farouche
- le refoulement des émotions
- la négation des besoins
- la bouderie
- la fuite
- le rejet
- l'abandon (pour ne pas être abandonnés)

Les principales émotions vécues par les abandonniques

- l'insécurité
- la peur de perdre
- la peur de déplaire
- la peur d'être rejetés, exclus ou abandonnés

Les principaux besoins

- être sécurisés
- être aimés
- appartenir à une famille, un groupe, un clan

La blessure causée par le contrôle, la domination et le pouvoir

La blessure de pouvoir se manifeste de façon relativement différente de celle que nous venons de décrire tant sur le plan des caractéristiques des personnes affectées, des déclencheurs de leur souffrance que sur celui de leurs émotions, de leurs besoins, de leurs réactions défensives et des causes de la formation de cette lésion psychique.

<u>Les causes de la blessure formée par le contrôle et la domination</u>

La plupart d'entre nous ont connu des autorités aimantes qui ont été pour eux des guides parce qu'elles ont su assumer avec amour les *contenants* de leur tâche éducative par une affirmation juste des règles, des limites et des valeurs qu'elles défendaient. Nous avons également tous subi la domination d'autorités qui n'ont pas toujours été respectueuses à notre égard. Toutefois, aussi bien intentionnés qu'aient été nos éducateurs, il n'en reste pas moins que, lorsqu'ils étaient touchés dans leurs propres zones vulnérables, ils ont parfois réagi avec nous défensivement, spécialement en se plaçant dans une position d'autoritarisme, de contrôle et de pouvoir. Leur attitude dominatrice a pu être perturbatrice pour nous si leurs blessures étaient profondes et si ces éducateurs n'avaient fait aucun travail sur eux-mêmes pour les identifier.

Quand je pense à mes parents, par exemple, je ne peux que reconnaître qu'ils ont donné le meilleur d'eux-mêmes pour assurer mon bonheur. Cela ne les a pas empêchés d'adopter parfois des comportements de pouvoir pour se défendre contre leurs peurs, leur insécurité et leur impuissance, ce que j'ai fait moi-même, par la suite, à certains moments, avec mes enfants. Je me souviens que, à l'époque où j'ai grandi, dans la petite ville où nous vivions, il n'y avait ni psychologue ni thérapeute de quelque approche que ce soit. Le curé de la paroisse était la seule personne que mon père consultait quand il rencontrait un problème important. Il va sans dire que les conseils de ce prêtre se situaient davantage dans le sens de la morale chrétienne que dans celui de la psychologie humaine.

Cela dit, quand l'attitude autoritaire des parents ou des autres personnes en position d'autorité a dominé son éducation, l'enfant reste marqué par une blessure qui le rend, par la suite, très vulnérable à tous les déclencheurs de pouvoir. Si, par exemple, ses parents ou certains enseignants usaient de leur fonction d'autorité pour punir exagérément ou injustement ses erreurs et ses gaffes, s'il était excessivement contrôlé dans tous ses faits et gestes, s'il était jugé ou rejeté dans l'expression de ses émotions et de ses besoins, s'il devait assumer, sous peine de reproches sévères, des responsabilités trop lourdes pour son âge, s'il devait obéir à des exigences injustifiées et si, en plus, ses éducateurs lui retiraient leur amour quand il ne répondait pas à leurs demandes ou à leurs contraintes, il y a de fortes possibilités que cet enfant reste marqué par une zone de très grande vulnérabilité par rapport à tout ce qui touche le contrôle et la domination. Le plus triste, c'est que si cet enfant devenu adulte, ne s'occupe pas de sa blessure, il peut démontrer les mêmes caractéristiques que celles qui sont à l'origine de sa propre souffrance.

Les caractéristiques des personnes blessées par le pouvoir

Les personnes exagérément dominées et contrôlées dans leur enfance et leur adolescence se caractérisent par une très grande fragilité intérieure, par une insécurité masquée par le contrôle qu'elles exercent sur elles-mêmes et sur les autres. Elles se castrent facilement de leurs besoins et de leurs émotions tout comme l'ont fait leurs éducateurs. Elles deviennent ainsi castratrices pour les émotions des autres. Malgré des apparences parfois trompeuses, elles sont marquées par un certain manque de confiance en elles-mêmes et il leur est très difficile de faire confiance aux autres. Ces personnes se montrent fortes et puissantes ou alors elles se referment complètement pour cacher une faiblesse de fond qu'elles n'acceptent pas. Elles se blindent au moyen du contrôle pour ne pas affronter la souffrance de leur blessure.

Ce pouvoir qu'on a pris sur elles dans le passé, elles le prennent sur elles-mêmes et elles l'exercent aussi sur le monde extérieur. Pour éviter d'être mises à nue, d'être vues, d'être dominées et surtout pour ne pas souffrir, elles contrôlent ou dominent. Comme elles sont généralement inconscientes de leur vécu et de leurs véritables besoins, elles déploient beaucoup d'énergie à tenter de changer les autres quand elles ressentent des malaises par rapport à eux. Quand elles craignent d'être contrôlées ou dominées pour cacher leur vulnérabilité, elles réagissent en imposant leurs valeurs, leurs croyances et leurs opinions. Lorsqu'elles sont atteintes dans leurs zones de fragilité, elles acceptent mal de ne pas avoir raison. Elles vont même jusqu'à en vouloir à ceux qui ne pensent pas comme elles parce que si leurs opinions ou leurs valeurs sont contestées, elles se sentent dominées, ayant peur que, comme par le passé, on leur impose des vérités toutes faites. Elles prennent donc elles-mêmes le pouvoir sur les autres pour ne pas subir leur domination. C'est ce qu'elles ont appris à faire par imitation inconsciente, pour se défendre contre la douleur de leur blessure.

Ces personnes rejettent leur vulnérabilité parce qu'elles la considèrent comme une faiblesse chez les autres. Quand elles craignent qu'on prenne du pouvoir sur elles, elles s'affirment péremptoirement comme si elles détenaient la vérité à propos des autres, de la société et du monde. La plupart de ces personnes aiment être celles qui décident, aussi préfèrent-elles, pour garder leur contrôle, assumer seules toutes les responsabilités d'une situation donnée. Elles prennent alors tout en charge ou ne partagent les responsabilités qu'avec des personnes qui se laisseront diriger complètement par leurs directives.

Le problème majeur de la majorité des « dominés/dominateurs » comme de ceux qui sont marqués par les autres blessures, réside dans le fait qu'ils nient leur monde intérieur et réagissent en fonction d'une sensibilité dont ils ignorent le contenu. Par le fait même, ils nient aussi le monde intérieur des autres, ce qui peut rendre leurs relations parfois difficiles, du moins tant et aussi longtemps qu'ils n'accueillent pas l'insécurité qui les pousse à contrôler et à dominer.

Pour bien illustrer ce que je viens d'affirmer, j'apporterai l'exemple de Jean-Pierre qui avait grandi avec un père qui ne supportait pas les élans affectifs de son enfant et qui réagissait par la répression à l'expression de ses émotions et de ses besoins d'affection. Même s'il en avait souffert, Jean-Pierre avait adopté avec son fils Olivier les mêmes comportements que son propre père à son égard. Pendant de nombreuses années, aux prises avec un père très autoritaire, Olivier a refoulé son vécu pour lui obéir jusqu'à ce que, adolescent, il commence à contester son autorité. Leur relation est alors devenue infernale, chacun prenant du pouvoir sur l'autre quand il se sentait dominé ou qu'il avait peur de l'être. Coupés tous les deux de leurs émotions pour avoir été réprimés quand ils les avaient exprimées dans le passé, ils s'attaquaient mutuellement par des paroles acerbes quand leur blessure était réanimée. Ils agissaient alors comme s'ils avaient été deux êtres absolument insensibles alors que, en réalité, ils étaient habités par une intense vulnérabilité refoulée qui les poussait à réagir instantanément quand ils se sentaient menacés par des comportements de pouvoir sous quelque forme qu'ils se manifestaient.

Ce n'est qu'au moment où Olivier lui a lancé, dans une crise de colère intense, qu'il le détestait et qu'il ne l'aurait jamais choisi comme père que Jean-Pierre a senti sa forteresse intérieure s'écrouler et qu'il s'est mis à douter de lui-même et de son approche éducative. Il n'avait plus aucun repère. Ce fut alors le début d'un changement salutaire pour leur relation. En effet, à partir de ce moment-là, Jean-Pierre a accepté de faire une démarche thérapeutique, laquelle lui a ouvert la porte sur un monde qu'il ne connaissait pas : celui de ses émotions. Il aimait vraiment son fils et il était prêt à se prendre en main pour apprendre à communiquer autrement avec lui qu'au moyen de luttes de pouvoir. Le jour où il a parlé de lui à Olivier, quelque chose de significatif s'est produit dans leur relation. Jean-Pierre s'est d'abord excusé d'avoir été si dur et intransigeant et il lui a dit que leurs disputes le rendaient très malheureux. Il a ajouté qu'il avait cru bien faire, mais qu'il reconnaissait son erreur. Il lui a avoué aussi qu'il ne supportait pas de perdre son amour parce qu'il l'aimait vraiment même s'il le manifestait très mal. Ces paroles ont eu un effet magique sur Olivier.

Le comportement de Jean-Pierre est, à mon avis, exemplaire. De nombreux parents croient que ce sont leurs enfants qui doivent faire les premiers pas et s'excuser dans une situation conflictuelle. Je crois au contraire que c'est aux parents à faire cette démarche pour que leurs fils et leurs filles aient un modèle sur lequel s'appuyer. Ils apprendront ainsi à le faire à leur tour,

Nous voyons ici les ravages que peut causer dans les relations humaines et spécialement dans les relations affectives, le manque d'ouverture à l'acceptation de la souffrance causée par nos blessures. Les personnes meurtries par une éducation trop dominatrice amélioreraient grandement leurs relations avec les autres si, au lieu de prendre du pouvoir sur eux pour cacher leur zone sensible et s'en protéger, elles découvraient le bonheur du pouvoir qu'elles acquerraient sur elles-mêmes en accueillant ce qui les habite. Elles pourraient ainsi apprendre à composer avec leur réalité profonde plutôt que de se battre incessamment contre elle. En luttant contre cette réalité par des moyens qu'elles refusent par ailleurs chez les autres, elles entretiennent leurs fonctionnements insatisfaisants. En effet, plus elles ont peur d'être contrôlées et dominées, plus elles contrôlent et dominent et plus elles réagissent par des mécanismes qui leur attirent les mêmes comportements de la part du monde extérieur que ceux de leurs parents ou de leurs enseignants à leur égard, comportements qu'elles adoptent elles-mêmes bien inconsciemment. C'est un cercle vicieux qui n'a pas de fin et qui contribue à maintenir leur blessure presque toujours souffrante parce que ces personnes, par leurs fonctionnements psychiques, provoquent elles-mêmes les déclencheurs de leur souffrance

Les déclencheurs des êtres blessés par le pouvoir

Comme je viens de l'expliquer, les déclencheurs de souffrance de celui qui a été dominé sont identiques à ceux qui, dans le passé, ont créé sa blessure. Quand il se sentira menacé, il adoptera les mêmes comportements défensifs que ses éducateurs. Il réagira donc d'une manière démesurée aux interventions de ceux qui lui donnent des ordres, qui organisent ses horaires, qui lui disent quoi faire et comment le faire, qui contrôlent ses activités, qui répondent aux questions qui lui sont posées et aux demandes qui lui sont faites à sa place. Il réagira aussi à ceux qui prétendent savoir ce qui est bon pour lui, à ceux qui lui dispensent des conseils qu'il n'a pas demandés, qui prennent des décisions le concernant sans le consulter et qui prétendent savoir ce qu'il vit, ce qu'il veut ou ce qu'il est. Une personne non affectée par cette blessure peut réagir aussi à ces déclencheurs, mais d'une manière non défensive.

L'être meurtri par le pouvoir sera aussi déclenché par les envahisseurs, par les détenteurs de vérité, par les personnes autoritaires et même par certaines victimes et par celles qui ne parlent pas. Le silence l'insécurise au plus haut point car il lui enlève une prise pour exercer son contrôle. Toute personne qui ne l'accepte pas comme il est et qui veut le changer le fait réagir défensivement, de même que toute personne qui réveille sa vulnérabilité et sa fragilité intérieure. Devant ces déclencheurs, ses réactions défensives, comme celles de tous ceux qui souffrent de cette blessure, se présentent comme suit :

Les réactions défensives des personnes blessées par la domination

Les personnes meurtries par un abus de contrôle et de pouvoir se défendent inconsciemment, quand elles sont blessées, soit en se refermant complètement pour se protéger contre le monde extérieur, soit en manipulant, soit en se *victimisant*, soit en posant des questions, soit en s'affirmant d'une manière plutôt autoritaire. Quels qu'ils soient, ces cinq types d'attitudes sont des manières différentes d'exercer leur pouvoir pour fuir et cacher leur vérité intérieure.

1. *Le silence*

La personne renfermée contrôle par son silence. Elle parle très peu d'elle-même par manque de confiance en l'autre et par peur d'être dominée. Sa fermeture neutralise complètement le pouvoir des personnes de son entourage à cause de l'insécurité qu'elle suscite. Ainsi, les autres ignorent ce qu'elle vit et même ce qu'elle pense, ce qui leur enlève toute prise pour la contrôler. Cette personne peut même se soumettre à différentes exigences de la part de son entourage, mais cela n'empêche pas que, par son mutisme, elle détient un pouvoir indéniable à cause de l'insécurité qu'elle suscite et entretient dans ses relations. Il faut qu'elle soit en parfaite confiance pour se livrer, c'est-à-dire qu'elle ait la certitude absolue qu'on ne prendra pas de pouvoir sur elle et qu'on ne la contrôlera pas comme ce fut le cas dans son expérience de vie. Cela dit, il ne faut surtout pas interpréter tous les silences comme étant défensifs. Une personne peut être de nature taciturne ou consciemment choisir de ne pas parler pour se protéger[23].

2. *La manipulation*

Pour sa part, la personne qui se défend au moyen de la manipulation jouera avec les besoins d'être aimés et reconnus de ceux qui l'entourent pour exercer un certain pouvoir sur eux. La plupart du temps, elle n'agit pas de cette

23 Pour savoir la différence entre un mécanisme de défense et un mécanisme de protection, je propose de consulter *Relation d'aide et amour de soi*. Un chapitre entier est consacré aux mécanismes de défense et un autre aux mécanismes de protection.

manière dans le but conscient de dominer. Elle le fait spontanément pour se protéger contre la souffrance causée par sa lésion psychique quand cette dernière est ravivée par des déclencheurs qui lui rappellent inconsciemment des douleurs passées en rapport avec le pouvoir. Cette personne manipule donc en complimentant les autres exagérément et en se plaçant à leur service au point de se rendre indispensable. Elle crée ainsi une dépendance par le fait qu'elle rend les autres redevables, ce qui restreint considérablement leur liberté. D'une part, ils se sentent reconnus et importants, ce qui a pour effet de combler d'une certaine façon leurs besoins psychiques insatisfaits, mais, d'autre part, ils sacrifient leur liberté au profit de manifestations d'amour et de reconnaissance qui sont en réalité plus ou moins intéressées parce qu'elles sont défensives. Ce n'est pas le fait de complimenter ou de rendre service qui est le problème, mais l'intention cachée derrière l'action ou le fait que l'action soit défensive par manque de conscience des émotions et des besoins.

Le phénomène de la manipulation est très présent dans les relations humaines, particulièrement dans les relations affectives et les relations avec l'autorité. Combien de personnes – enfants, adolescents ou adultes – sont emprisonnées par la gentillesse, la générosité et la reconnaissance non gratuites des autres. Ghislaine, par exemple, n'osait rien refuser à son conjoint parce qu'il était aux petits soins avec elle. Il devinait même ses besoins. Cependant, il la culpabilisait si elle ne répondait pas à ses demandes en lui rappelant que, lui, il ne lui refusait rien. Il prenait ainsi, sans s'en rendre compte, un certain pouvoir sur elle. Elle ne se sentait pas libre de lui dire « non ». Il a fallu qu'elle identifie clairement sa culpabilité et son besoin de liberté pour se respecter et se libérer du pouvoir qu'elle lui laissait sur elle par manque de conscience de son propre vécu et de son besoin de liberté. C'est d'ailleurs ce besoin de liberté qui est insatisfait chez les personnes qui, inconsciemment, se laissent dominer par la victimite.

3. *La victimite*

Le troisième moyen qu'utilisent en effet les dominés pour se défendre est de se *victimiser.* En se plaçant dans une position de victime, ils suscitent chez leurs déclencheurs de souffrance des sentiments de culpabilité et d'impuissance. Se sentant fautifs, ces derniers se défendent en refoulant leurs émotions et leurs besoins et en tentant de prendre en charge le problème des autres. Ils perdent ainsi, eux aussi, une forme de liberté fondamentale : leur liberté d'expression. Leurs communications deviennent alors défensives et dépourvues d'authenticité. Ils peuvent alors se laisser dominer par une autre forme de pouvoir : l'investigation.

4. *L'investigation*

On reconnaît certaines personnes blessées par la domination lorsque nous observons leur manière de communiquer. Ces personnes prendront le contrôle de la communication en posant des dizaines de questions pour faire parler les autres et pour en savoir le plus possible sur leur vie. Toutefois, elles parleront très peu d'elles-mêmes. Lorsqu'elles s'exprimeront, ce sera plutôt pour parler des autres. Elles répondront donc aux questions de leur interlocuteur les concernant d'une manière superficielle et évasive, livreront le moins possible leur vécu et tenteront de reprendre rapidement le contrôle de la conversation. Avec elles, nous avons le sentiment d'être écoutés et importants. Toutefois, après un certain temps, nous ressentons des malaises en leur présence sans trop en comprendre la cause. En fait, nous sommes inconfortables parce qu'il n'y a pas de véritable échange avec ces personnes. Comme nous sommes seuls à nous investir dans la communication, il n'y a pas de vraie relation. À la longue, nous nous épuisons et souhaitons les fuir pour nous protéger contre quelque chose qui nous échappe.

5. *L'autoritarisme*

Finalement, les « dominés/dominateurs » peuvent se défendre en se montrant autoritaires à leur tour et en contrôlant, en imposant leurs valeurs, en exigeant l'obéissance à leur volonté ou, encore, en argumentant avec acharnement pour avoir raison. Ils ne sont pas des leaders qu'on a envie de suivre, mais des dominateurs devant lesquels on se soumet pour éviter les conflits ou dont on s'éloigne pour avoir la paix. D'ailleurs, qui n'a pas connu de ces « petits boss » – patrons, entraîneurs, professeurs ou parents – qui se prenaient pour des « grands chefs » alors qu'ils n'avaient aucun talent de leader.

Je me rappelle d'un de mes enseignants à l'école secondaire. Tout le monde le détestait parce qu'il s'imposait sans vraiment tenir compte de nous, ses élèves. Il répétait qu'il allait nous « mettre à sa main », c'est-à-dire qu'il nous assujettirait à ses volontés. Un vrai leader ne prend pas d'ascendant sur les autres. Il tient compte d'eux. On a envie de le suivre à cause de ce qu'il est, de la cohérence qui se manifeste entre ce qu'il dit et ce qu'il fait, et surtout du respect qu'il démontre envers les personnes avec qui il travaille.

Les « petits boss » ne font pas la différence entre le *contenant* de leur approche et le *contenu*. Ils tentent d'imposer des règles de fonctionnement (contenant) sans écouter et sans respecter les valeurs, les émotions et les besoins (contenu) de ceux qu'ils dirigent. Cela fait d'eux des êtres de pouvoir, des dominateurs et des contrôleurs qui surveillent les erreurs et punissent les manquements d'obéissance à leurs exigences. Ces êtres-là, il faut le dire, ont souffert d'être dominés et mal aimés. Ils se défendent contre leur souffrance par la domination parce qu'ils n'ont pas appris autre chose. Ils n'ont pas besoin de condamnation, mais d'amour. Celui qui n'est pas respecté par eux éprouve certainement de la difficulté à lui démontrer cet amour dont il a tant besoin. Nous assistons alors à des relations de pouvoir entretenues par des comportements défensifs qui, encore une fois, se répètent tant et aussi longtemps que les peurs qui les sous-tendent n'ont pas été ressenties, identifiées et accueillies sans jugement. De toute façon, soyons honnêtes. Qui n'a pas un jour réagi par une forme ou une autre de pouvoir quand il a été dominé ou qu'il a eu peur de l'être ? Qui n'a pas tendance à refouler et à nier ses malaises quand il n'est pas respecté ?

La vérité est que les personnes profondément touchées par une blessure de contrôle se défendent par le déni pour cacher leur vulnérabilité. Elles ont beaucoup de difficulté à accepter de l'aide car elles croient qu'être aidées, c'est donner du pouvoir aux autres, ce qu'elles refusent de faire par manque de confiance. Pour elles, se laisser aider, c'est se laisser dominer. Elles préfèrent donc être celles qui aident pour garder le contrôle tant sur elles-mêmes que sur les autres. Pourtant ces réactions défensives, aussi fortes soient-elles, n'ont rien de méchant ni de mesquin. La plupart du temps inconscientes, elles masquent une souffrance qui ne demande qu'à être accueillie et réconfortée.

Les émotions et les besoins reliés à la blessure de contrôle

Ce qui pousse la personne blessée par le contrôle à se défendre, c'est qu'elle est envahie par une grande insécurité, qu'elle est complètement impuissante devant sa propre fragilité et qu'elle a une peur incommensurable qu'on prenne du pouvoir sur elle et qu'on lui enlève sa liberté, comme ce fut le cas dans le passé. Étant souvent sur la défensive par rapport au monde extérieur sur lequel elle projette ce qu'elle redoute, elle n'est pas en contact avec sa peur dominante. En fait, elle a peur de l'inconnu qui l'habite, peur de sa vulnérabilité, de ses émotions et de ses désirs. C'est d'ailleurs ce que nous confie Évelyne. Dominée par une mère très dominatrice, elle ne savait rien faire d'autre pour échapper au pouvoir de cette dernière que de réaliser tout ce qu'elle voulait pour lui plaire ou, au contraire, de la confronter, d'argumenter et de contester ses exigences. Elle craignait trop que l'expression de sa souffrance lui attire encore plus de réprimandes de la part de cette femme qui ne montrait aucune sensibilité. Pour survivre à sa blessure, Évelyne maintenait donc ses émotions dans sa caverne intérieure. C'est d'ailleurs la réaction spontanée qu'adoptent les personnes blessées par la domination : elles refoulent leur vécu. À ce sujet, Évelyne raconte qu'un soir, alors qu'elle venait de se coucher, sa mère, qui avait été absente toute la journée, est entrée dans sa chambre en colère et s'est mise à lui exprimer son insatisfaction par rapport aux tâches qu'elle lui avait demandé d'accomplir pendant son absence. Profondément blessée par ce qu'elle considérait comme une injustice, Évelyne a écouté sa mère sans dire un seul mot parce que, dit-elle : «Si j'avais parlé, j'aurais pleuré tellement j'étais chargée de peine. De plus, je ne voulais surtout pas qu'elle sache qu'elle avait le pouvoir de me faire mal. Après son départ, j'ai chialé comme un bébé, mais je l'ai fait en silence pour qu'elle ne m'entende pas. »

En réprimant sa vulnérabilité, Évelyne se montrait froide et insensible comme sa mère. Elle consacrait ainsi ses énergies à se battre contre elle-même pour obtenir, par le pouvoir du silence, une victoire qui ne pouvait pas la satisfaire puisque, en agissant ainsi, elle entretenait le système dominant/dominé et dominé/dominant qui caractérisait sa relation avec sa mère. Tant que cette jeune fille et toutes les autres personnes profondément blessées par le contrôle et la domination n'accueillent pas leurs besoins de sécurité, de reconnaissance, d'amour et surtout leur besoin viscéral de liberté, elles restent les marionnettes du contenu de leur caverne. Paradoxalement, elles qui veulent tout contrôler, sont à la merci d'un monde absolument incontrôlable quand il est ignoré : le monde intérieur.

C'est souvent la souffrance qui finit par vaincre les résistances de ces êtres meurtris par la douleur aiguë, cette souffrance intense constamment réanimée dans leurs relations affectives. Cette grande souffrance fait d'eux des personnes humaines qui ont besoin de notre amour, de notre respect, de notre compréhension et de notre acceptation pour être soulagées. Les juger et les rejeter dans l'expression défensive de leur blessure, c'est aussi nous juger et nous rejeter nous-mêmes dans nos propres réactions de défense de personnes touchées par la même blessure ou par une blessure différente comme celle qui est causée par la culpabilisation.

Résumé : la blessure de domination

Les causes

- les punitions trop sévères
- la critique exagérée des erreurs et des défauts
- la répression des émotions et des besoins
- les jugements des paroles et des actes
- les exigences démesurées
- le retrait de l'amour pour manque d'obéissance
- les reproches injustifiés

Les caractéristiques des « dominés/dominateurs »

- une très grande fragilité psychique
- la castration de leurs émotions et de celles des autres
- le contrôle des situations menaçantes et de l'entourage
- la tentative de changer ceux qui les déclenchent
- le besoin d'avoir raison
- l'autoritarisme
- la tendance à tout prendre en charge
- la très grande difficulté à se laisser aider

Les déclencheurs de leur souffrance

- les personnes qui donnent des ordres et des conseils
- les « supérieurs »
- les dominateurs
- les contrôleurs
- les envahisseurs
- les détenteurs de vérité
- les silencieux défensifs

Les réactions défensives

- la fermeture
- la manipulation
- la victimite
- le pouvoir, la domination, le contrôle, la confrontation

- le déni de la vulnérabilité
- l'investigation

Les émotions dominantes
des personnes trop contrôlées

- l'insécurité et l'impuissance devant leur fragilité
- la peur d'être dominées et contrôlées
- la peur de perdre leur liberté
- la peur de leur vulnérabilité

Leurs principaux besoins

- être acceptés
- être respectés
- être aimés
- être compris

La blessure causée par la culpabilisation

Tous, qui que nous soyons, avons été plus ou moins blessés par la culpabilisation. Cette lésion psychique est probablement celle qui présente le plus d'impact sur nos attitudes, nos comportements, nos choix et nos décisions. Elle agit en nous avec une telle subtilité que, la plupart du temps, nous sommes inconscients de son influence néfaste sur nos vies. Quotidiennement, elle nous mène comme des marionnettes parce qu'elle est enracinée au plus profond de notre inconscient personnel et de notre inconscient culturel et collectif. Ses racines sont tellement profondes que nous ne soupçonnons même pas l'ampleur de ses ravages dans les relations affectives qui, pour une bonne part, sont à l'origine de la formation de cette blessure et qui contribuent à intégrer son venin dans nos cellules comme un poison qui nous intoxique à notre insu.

Les causes de la blessure formée par la culpabilisation

Les notions de *faute*, de *péché* et de *punition*, avec tout ce qu'elles renferment de vécu, sont parties intégrantes de l'inconscient culturel tout comme l'hydrogène l'est par rapport à l'eau. Même si nous n'avons aucune pratique religieuse et que nos parents ne pratiquaient pas non plus aucune religion, la culture judéo-chrétienne n'a pas moins laissé en nous des marques dont l'effet sur nos vies est d'autant plus puissant que nous n'en sommes pas toujours conscients. Influencée par elle, toute notre éducation est empreinte de culpabilisation. Tous, nous avons connu des éducateurs qui se sont posés en justiciers, des éducateurs qui ont sanctionné nos erreurs et même nos gestes innocents et nos paroles spontanées. Nous avons tous connu de ces *juges* qui nous ont blâmés, critiqués, moralisés et punis pour des fautes qui n'en étaient pas toujours et qui nous ont responsabilisés de leurs malaises et de leurs besoins insatisfaits. Gérald en est un exemple. Aujourd'hui âgé de 64 ans, il a connu une enfance baignée dans les principes religieux. À l'époque, ceux-ci guidaient l'éducation tant dans les écoles que dans les familles, du moins au Québec. Il se souvient des paroles culpabilisantes de sa mère lorsqu'il faisait une gaffe ou qu'il n'agissait pas en accord avec ses attentes : « Tu fais de la peine au p'tit Jésus », lui reprochait-elle. Ou encore, faisant référence au quatrième commandement de Dieu, elle lui rappelait le titre d'une chanson bien connue à l'époque : *Ne fais jamais pleurer ta mère, car tu ne l'auras pas toujours.* Quand il entendait ces paroles, Gérald se sentait tellement coupable qu'il obéissait aussitôt.

Aujourd'hui, même si la religion n'a plus l'influence qu'elle avait sur nous, il n'en reste pas moins que la culpabilisation est toujours présente non seulement dans les milieux éducatifs et les relations affectives, mais aussi ailleurs dans la société. Elle est utilisée inconsciemment par certains organismes de charité comme moyen de sollicitation. Elle est parfois présente dans les luttes entre les syndicats et les employeurs pour gagner la faveur du public. Les premiers culpabilisent en se *victimisant* et les autres en étalant leur « grande générosité ».

Culpabiliser quelqu'un, c'est le rendre fautif, lui reprocher d'avoir mal agi ou d'avoir dit des paroles inexactes, déplacées ou impertinentes quand il a atteints dans nos blessures. C'est le mettre responsable d'une situation désagréable pour nous. C'est ce que font continuellement les politiciens au moment des campagnes électorales quand leurs blessures psychiques sont réveillées par les propos de leurs adversaires. Ils les responsabilisent de tous les problèmes de la société, se présentent eux-mêmes comme des « sauveurs », des « restaurateurs », voire des « libérateurs ». Cette pratique de culpabilisation est tellement intégrée dans les mœurs qu'elle est rarement remarquée et contestée. Peu nombreux sont ceux qui sont conscients de son impact sur le psychisme et les comportements.

Loin de moi l'idée de condamner qui que ce soit, car je sais très bien que nous réagissons inconsciemment nous-mêmes exactement de la même manière qu'eux lorsque nous sommes atteints dans cette zone de vulnérabilité formée par la culpabilisation. Même le travail sur nous-mêmes au moyen de la thérapie, bien qu'il soit indéniablement aidant, voire parfois essentiel à la prise de conscience et à l'acceptation, ne réussit pas à éliminer de notre psychisme en un tour de main les traces laissées en nous par ce sentiment qui s'est installé au cœur de notre *caverne de souffrance* comme un roi dans son royaume. Les plus touchés d'entre nous se caractérisent par des fonctionnements très particuliers qu'il vaut la peine de développer ici pour en favoriser l'identification et surtout l'acceptation sans laquelle, je le répète, il n'y a aucun véritable changement durable possible.

Les caractéristiques des « culpabilisés »

Le « culpabilisé » se caractérise principalement par le fait de se sentir responsable du vécu, des besoins et des attentes de tous ceux qui l'entourent et d'éprouver beaucoup de difficulté à s'occuper de ses propres besoins. La responsabilité représente le pivot de son fonctionnement. Probablement blessé à plusieurs reprises par des éducateurs qui le culpabilisaient inconsciemment quand ils ressentaient des émotions désagréables plus ou moins intenses, il a *introjecté* la conviction qu'il est responsable de ce que vivent en sa présence ceux qui sont en relation avec lui. S'ils ressentent des malaises, il se sent immédiatement coupable. Par peur qu'ils lui adressent des reproches, il centre donc constamment son attention sur eux dans le but de deviner leurs besoins et de les satisfaire. Hypersensible aux réactions et au vécu des autres, et ce, par peur de les blesser et de les déranger, il ménage constamment leur vulnérabilité et adapte son comportement, son attitude et ses paroles à ce qui, selon lui, pourrait leur plaire dans le but de ne provoquer chez eux aucun malaise. Il se rend donc esclave du monde extérieur et en dépend lorsqu'il refuse de toucher à sa blessure.

Un sentiment profond envenime l'existence du « culpabilisé » : il se croit continuellement fautif. Aussi, s'attribue-t-il souvent des torts qu'il n'a pas et peut-il même s'excuser sans raison. Inversement, il attribue parfois aux autres des torts qu'ils n'ont pas et attend qu'ils s'excusent de l'avoir blessé. Chez certaines personnes, le sentiment de culpabilité est tellement intense qu'elles recherchent une sorte de punition pour s'en libérer. On remarque ce phénomène surtout chez les enfants. Les adultes, pour leur part, passeront leur vie à s'autopunir inconsciemment, en s'imposant des limites de toutes sortes, en se privant de plaisirs gastronomiques, sexuels ou autres ou en s'autosabotant dans la réalisation de leurs rêves.

La culpabilisation crée, chez la personne blessée, un manque de confiance en soi et d'amour de soi qui la pousse à exiger trop d'elle-même dans ses relations affectives. Elle tente notamment de deviner les besoins de ceux qu'elle aime et de répondre à leurs attentes. Pour éviter de se sentir coupable de leurs malaises, elle cherche à contrôler leur vécu désagréable. Ce faisant, elle refoule ses propres émotions et ses besoins, ce qui la maintient dans une impuissance à se libérer des souffrances causées par sa blessure. C'est seulement en acceptant de lever le voile sur sa vulnérabilité réprimée qu'elle pourra prendre des moyens pour se soulager. Autrement, elle restera à la merci de ses déclencheurs et de sa blessure.

Les déclencheurs de la blessure causée par la culpabilisation

Tout ce qui lui donne l'impression de ne pas *avoir agi* conformément à ce qui devrait être, de ne pas *avoir été correcte* déclenche la culpabilité chez la personne affectée par cette blessure. Le moindre reproche, la moindre critique, le moindre jugement, aussi minimes soient-ils, peuvent la bouleverser profondément et provoquer une remise en question, une peine ou une réaction défensive apparemment inadéquate. C'était le cas de Valentine qui avait la réputation d'être une femme extrêmement susceptible. La moindre remarque la faisait réagir. Sans raison valable, elle se sentait souvent jugée ou accusée d'avoir commis une erreur ou une maladresse irréparable. Elle prenait comme un reproche des paroles prononcées sans intentions malveillantes. Souvent, quand quelqu'un la complimentait, elle était convaincue qu'il avait versé dans la litote. Ses interprétations faussaient la communication et nuisaient à ses relations. En effet, son sentiment d'être fautive, quoi qu'elle fasse ou dise, était tellement fort qu'elle interprétait les paroles et les actes des personnes de son entourage à partir des marques laissées en elle par sa blessure. Aussi, l'entendait-on souvent dire, quand on s'adressait à elle : « Qu'est-ce que j'ai encore fait de *pas correct* ? » En fait, sa susceptibilité était causée par sa vulnérabilité à la responsabilisation. Elle avait toujours peur de déclencher des malaises chez les autres et elle avait du mal à se différencier de ces derniers parce qu'elle prenait des responsabilités psychiques qui ne lui appartenaient pas. Il est bien évident que le poids d'une telle responsabilité la rendait susceptible et très défensive parce qu'il entretenait la souffrance de sa blessure.

Les réactions défensives des « culpabilisés »

« ... Les personnes souffrant d'un caractère coupable sont souvent des gens de pouvoir », écrit Yves-Alexandre Thalmann qui appuie son affirmation par plusieurs exemples, dont celui de Nelly. « Celle-ci affirmait : " Je me sens toujours coupable de voler du temps aux autres. J'ai l'impression que je dérange en permanence et que personne n'ose me le dire. En fait, je crois que je leur prends du temps. " À aucun moment Nelly ne prend la peine de vérifier auprès des autres leur perception de la situation. Elle pense pour eux, ressent pour eux et elle est persuadée que sa vision des choses est correcte. Les autres, en tant que personnes à part entière et douées de libre arbitre, sont niées[24]. »

Le « culpabilisé » se nie pour les autres, comme nous l'avons vu précédemment et, tel l'exemple ci-dessus, il nie aussi les autres. Par peur de se sentir coupable, il agit comme si ces derniers n'avaient pas la possibilité de décider par eux-mêmes et comme si ces derniers étaient des objets non pensants et non autonomes. Il n'en est pas conscient bien sûr et c'est malheureusement ce qui le maintient dans ce fonctionnement malsain.

Ce fut pour moi une grande révélation lorsque j'ai découvert ce pouvoir que je prenais inconsciemment sur les

24 Thalmann, Yves-Alexandre. 2005, *op. cit.*, p. 98.

personnes de mon entourage, en interprétant leur vécu ou leurs besoins quand je supposais que je les dérangeais. Par cette prise de conscience, j'ai réalisé que, non seulement je prenais la responsabilité de leurs malaises et de leurs besoins, mais que je m'attendais qu'elles en fassent autant avec les miens. J'ai eu honte quand j'ai réalisé que mon hyperresponsabilité pouvait se transformer instantanément en irresponsabilité. Ce n'est qu'en acceptant ce fonctionnement que je peux progressivement le transformer.

En plus de culpabiliser, de responsabiliser et de nier l'autre, certains « culpabilisés » ont parfois tendance aussi à se diminuer pour ne pas susciter de jalousie ou de sentiment d'infériorité. Ils se rabaissent volontairement dans la conversation par peur de déplaire. Ils entretiennent ainsi une image négative d'eux-mêmes qui grossit lorsqu'ils se retrouvent en présence de personnes qui se *supériorisent* et qui versent dans la vantardise. Ils peuvent devenir des caméléons pour éviter de blesser les autres et de se sentir coupables. Ils se défendent alors par le retrait, le silence, la rationalisation, la négation de leurs émotions et de leurs besoins. Tout cela pour que les personnes de leur entourage ne réagissent pas, n'agissent pas ou ne prononcent pas de paroles susceptibles de déclencher leur culpabilité. C'est ce que faisait Yvan dans toutes ses relations, spécialement avec Camille. Il se montrait attentif à ses moindres réactions. Quand il avait besoin d'aide, il se débrouillait seul pour ne pas l'embêter, ce qui aurait réveillé immédiatement son sentiment insoutenable de culpabilité. Il n'osait pas dire « non » à ses demandes de peur qu'elle se sente rejetée. Ce n'était pas Camille qu'il avait de la difficulté à supporter et qui lui enlevait sa liberté, mais cette culpabilité qui lui pesait et qui empoisonnait son existence.

Encore une fois, c'est en prenant conscience de ce fonctionnement et en l'acceptant dans toutes ses composantes que la personne marquée par cette blessure peut trouver cette forme de paix intérieure qui s'applique à toutes les souffrances. Pour l'atteindre, elle doit toutefois identifier ses émotions et ses besoins.

Les émotions et les besoins reliés à la blessure de culpabilisation

C'est d'abord la peur qui pousse les « culpabilisés » à se défendre comme je viens de le décrire. Ils ont peur de tout ce qui pourrait les faire souffrir de culpabilité : peur de commettre des erreurs, peur de ne pas être *corrects*, peur de blesser et de déranger, peur du conflit. Ils craignent aussi les réactions d'autrui, leurs propres réactions défensives et ont peur de se montrer vulnérables. En fait, ils ont peur de ressentir ce sentiment qui les étouffe. Comme leurs peurs ne sont généralement pas identifiées parce qu'ils les fuient ou qu'ils les combattent inconsciemment, ils n'arrivent jamais à les démystifier. Il en résule que la plupart d'entre eux restent une énigme pour eux-mêmes.

Nous savons tous que, derrière les peurs, se cachent de grands besoins insatisfaits. Si la personne affectée par cette blessure déchirait le voile de ses craintes, elle découvrirait qu'elle éprouve un énorme besoin de se faire assez confiance pour se sentir adéquate et correcte dans ses actions et ses réactions. Pour y arriver, elle doit identifier et accepter son besoin d'être approuvée, encouragée et reconnue par des personnes authentiques et empathiques à sa souffrance. Elle a aussi un besoin de liberté d'expression, un besoin d'affirmer authentiquement ce qu'elle vit, pense et veut, et surtout, un grand besoin d'être aimée même s'il lui arrive de déranger, de commettre des erreurs et de ne pas être toujours adéquate. C'est cet appel à l'amour que lance du plus profond de son cœur l'enfant blessé qui n'a pas encore été suffisamment entendu pour être soulagé. C'est aussi cet appel à l'amour qui crie au fond de la caverne de souffrance de celui qui a grandi dans la comparaison.

Résumé : la blessure de culpabilisation

Les causes

- la culture judéo-chrétienne
- les éducateurs justiciers
- les éducateurs moralisateurs
- les éducateurs qui culpabilisent par le reproche et la critique
- les éducateurs qui condamnent des actions spontanées
- les éducateurs qui responsabilisent les autres de leurs malaises et de leurs besoins non satisfaits

Les caractéristiques des culpabilisés

- le sentiment d'être responsables des malaises des autres
- la prise en charge des besoins d'autrui
- le manque d'écoute de leurs propres besoins
- l'énorme sensibilité au vécu des personnes de leur entourage
- le souci constant de ne pas déplaire et de ne pas déranger
- le sentiment profond d'être fautifs

Les déclencheurs des culpabilisés

- le moindre reproche
- la moindre critique
- le moindre jugement
- la moindre accusation

Les réactions défensives

- l'autopunition
- la punition
- l'interprétation
- la projection de leurs peurs
- le personnage du caméléon
- le pouvoir sur l'autre
- la tendance à culpabiliser
- la tendance à responsabiliser

Les émotions vécues par les culpabilisés

- la peur de faire des erreurs
- la peur de ne pas être adéquats
- la peur de blesser
- la peur de déranger
- la peur du conflit
- la peur des réactions des autres
- la peur de se montrer vulnérables

Les besoins

- être approuvés
- être encouragés
- être reconnus
- s'affirmer
- avoir une liberté d'action
- être aimés

La blessure causée par la comparaison

Dans toutes les couches de la société et dans tous les milieux, la comparaison est présente, particulièrement dans les milieux éducatifs. Trop souvent, on mesure la valeur d'un être humain en le plaçant dans un rapport de supériorité, d'égalité ou d'infériorité avec les autres. Beaucoup d'enfants ne sont pas perçus simplement en fonction de ce qu'ils sont, mais en fonction du fait qu'ils sont jugés *aussi*, *autant*, *moins*, *plus*, *meilleurs* ou *pires* que leurs cousins et cousines, que leurs frères et sœurs ou que leurs camarades de classe. Certains grandissent en se comparant aux autres et en cherchant continuellement à les dépasser plutôt qu'à se dépasser eux-mêmes. D'autres restent totalement inconscients de leurs talents et de leurs qualités. Les premiers veulent posséder le plus de biens matériels ou obtenir les meilleures notes ou, encore, le diplôme le plus élevé, quand ce n'est pas le poste le plus prestigieux, sans quoi ils se sentent très dévalorisés. Les seconds se pensent « cancres », croient qu'ils le seront toute leur vie et qu'ils ne méritent pas le meilleur. Ce phénomène social, qui entraîne de graves conséquences, prend son origine dans la plus tendre enfance de chacun d'entre nous.

Les causes de la blessure formée par la comparaison

Je suis mère de quatre enfants. Ils sont ce que la vie m'a offert de mieux. Ils ont été et sont toujours mes plus grands maîtres en ce sens qu'ils m'ont appris et m'apprennent encore ce qu'aucun livre, aucun être ni aucune autre expérience ne m'ont procuré jusqu'à ce jour. J'ai fait sincèrement tout ce que j'ai pu pour leur donner le meilleur de moi-même. Je peux dire aujourd'hui qu'ils n'ont pas manqué d'amour. Cependant, comme j'étais une personne très exigeante envers moi-même, je l'étais aussi envers eux.

C'est mon second fils qui, à l'adolescence, par sa rébellion devant mes exigences, a suscité en moi une remise en question importante de mon approche éducative. J'ai pris conscience à ce moment-là que, même si je ne comparais jamais mes enfants entre eux ni avec leurs camarades, j'attendais d'eux qu'ils se distinguent par leurs réussites et leurs comportements.

Le rapport à la comparaison est très subtil. La marge est très étroite entre le désir de s'améliorer et le besoin de performer pour dépasser les autres. Tout se passe sur le plan de l'intention, à savoir en fonction de ce qui nous motive à agir comme personne et comme éducateur. Même si un parent ne demande pas à son enfant qu'il soit *le meilleur*, ce dernier peut très bien sentir par des commentaires négatifs ou une absence de valorisation une exigence non exprimée s'il ne se situe pas, par exemple, parmi les premiers de sa classe.

Je ne crois pas qu'il existe une personne qui n'ait jamais subi dans sa vie les effets néfastes de la comparaison. C'est un phénomène de société. Il est présent partout : dans les émissions de télévision et les films, dans les milieux de travail et même dans certains milieux récréatifs. Parce que les apparences et les résultats sont survalorisés au détriment de l'effort, de l'investissement et des qualités intrinsèques des personnes, on voit fréquemment des adultes et même des enfants se comparer entre eux. On en vient à mesurer la valeur d'un être humain uniquement en fonction de ses performances sans considérer ses qualités de cœur, ses forces relationnelles et ses capacités d'intériorisation et d'intégration. Même le plaisir du processus et le dépassement de soi-même sont sabotés au profit d'une recherche démesurée de dépassement des autres.

La présence de la comparaison est tellement forte que nous nous comparons constamment aux autres sans même nous en rendre compte, et ce, avec les meilleures intentions du monde. Elle est tellement intégrée à nos vies que c'est en toute bonne foi que certains parents comparent favorablement ou défavorablement un de leurs enfants à un autre, à un cousin, à un voisin ou à un ami. Si ce problème n'est pas présent à la maison, il l'est à l'école parce que le système d'évaluation des apprentissages repose trop souvent sur la comparaison. Il arrive fréquemment que des jeunes soient comparés directement ou indirectement les uns aux autres quand ce ne serait que par leurs notes, que ces dernières soient chiffrées ou lettrées. Je ne pense pas que ce sont surtout les moyens d'évaluation qui doivent être d'abord remis en question. Des changements ont déjà été faits en ce sens sans véritables résultats probants. Ce qu'il faut changer, à mon avis, ce sont nos mentalités par une prise de conscience de nos fonctionnements automatiques inconscients.

Nous devons apprendre à aborder chaque enfant et chaque être humain comme une personne unique et incomparable. Je suis loin d'être la première à affirmer cette évidence. Rares sont ceux qui ne l'approuvent pas et qui ne sont pas conscients de l'unicité de l'être. Le grand problème se situe dans le décalage entre la théorie et la pratique. C'est pourquoi je parle d'apprentissage, c'est-à-dire d'intégration de ce savoir dans nos vies. Sans cette volonté d'intégration, nous ne verrons jamais nos véritables forces, encore moins celles des autres. De plus, les enfants qui connaissent des difficultés d'apprentissage ou des échecs scolaires répétés se sentiront toujours forcément inférieurs aux autres et se croiront dénudés d'intelligence, et ce, même si les professeurs ne les comparent pas verbalement. Ceux qui, au contraire, ont été favorablement comparés ou grandement valorisés pourront se sentir supérieurs et éprouver de la difficulté à accepter de ne pas toujours être les meilleurs et les plus importants aux yeux des autres.

L'un des problèmes posés ici et qui rend difficile l'application du respect des différences est que l'école valorise presque exclusivement un seul type d'intelligence : l'intelligence rationnelle[25]. Il en résulte qu'un grand nombre de ceux dont l'intelligence rationnelle est développée se croient supérieurs aux autres dans la société. L'enfant pragmatique, par exemple, qui apprend par l'expérience concrète, ne peut répondre aussi facilement aux exigences de ses professeurs et des programmes que ses compagnons doués d'une intelligence rationnelle. Il est défavorisé dès le départ et se dévalorise par la suite.

Le manque de reconnaissance et d'acceptation des différences individuelles est souvent la cause des blessures causées par la comparaison. Le fait que la plupart des parents et certains enseignants ne connaissent pas les types d'intelligence représente un obstacle important à l'éducation centrée sur le respect des différences. C'est dans la formation des maîtres que des changements s'imposent à ce sujet pour éviter que des enfants soient marqués à vie par une blessure susceptible de les empêcher d'exploiter leurs véritables ressources.

25 Pour connaître les types d'intelligence, je propose la lecture du chapitre 5 de *Relation d'aide et amour de soi*, 4e éd. Montréal : Éditions du CRAM 2007 ou du chapitre 2 de *Éduquer pour rendre heureux*, 2e éd., Montréal : Éditions du CRAM, 2008, *s.p.*

Les caractéristiques des personnes blessées par la comparaison

Je ne veux surtout pas verser dans une idéologie idéaliste et me faire la défenderesse d'un monde complètement exempt de performance et de comparaison. Je souhaite simplement favoriser la prise de conscience de fonctionnements qui ont un impact plus ou moins négatif sur le psychisme humain quand ils ne sont ni identifiés ni acceptés. Il est tellement normal de refuser de regarder nos comportements défensifs en face pour ne pas nous sentir coupables ou inférieurs. C'est ici que l'acceptation est fondamentale, autant l'acceptation de notre manière d'être que celle des mécanismes que nous avons inconsciemment mis en place pour éviter de souffrir de nos blessures. Cette attitude et ces mécanismes de défense se manifestent toujours différemment d'une personne à une autre.

Pour appuyer mon affirmation, je raconterai l'histoire de deux sœurs que j'ai connues il y a quelques années. Elles se ressemblaient tellement physiquement qu'on les prenait souvent pour des jumelles. Je les appellerai Hélène et Andréanne. Brunes aux cheveux bouclés et aux yeux presque noirs, elles avaient ce regard qui ne laisse personne indifférent. Ce qui surprenait toujours, quand on les connaissait bien, c'était leur différence de personnalité. Très jeune, Hélène s'était distinguée par son calme, sa délicatesse, sa douceur, sa sensibilité aux autres et sa coquetterie. Sa mère la comparait favorablement à sa sœur beaucoup plus active et qui n'en faisait qu'à sa tête. À l'école, Andréanne était pourtant la plus remarquée. Elle avait, lui disait-on, une intelligence supérieure à la moyenne et des talents remarquables de leader. Comme Hélène était aux prises avec des difficultés d'apprentissage, sa mère la comparait défavorablement à sa sœur cadette sur ce plan. Chacune d'elles se sentait donc supérieure à l'autre à certains points de vue et, inférieure à d'autres points de vue, parce qu'elles avaient été constamment comparées à la hausse ou à la baisse plutôt qu'accueillies dans leur différence. Il va sans dire que les déclencheurs de leur blessure différaient. Autant Hélène était vulnérable lorsqu'on faisait allusion à son intelligence, autant Andréanne l'était par rapport à sa féminité.

Cet exemple démontre bien que la zone de fragilité peut être très spécifique, comme l'était le talon d'Achille et que, d'une manière générale, la personne affectée peut souffrir beaucoup si elle est touchée dans cette zone qui la caractérise. Cependant, lorsque la blessure est très profonde, il arrive que la personne concernée perde sa capacité de discernement et qu'elle doute non seulement de la partie d'elle-même qu'elle juge inférieure aux autres, mais aussi de ses qualités et de ses talents. L'intensité de sa blessure peut alors contaminer complètement l'image qu'elle nourrit d'elle-même.

Nous voyons par cet exemple que, dans le cas d'une lésion psychique profonde causée par une éducation ou des relations très fortement marquées par la comparaison, la souffrance des «comparés» est considérable surtout s'ils se placent continuellement en position d'infériorité. Les personnes les plus vivement touchées se comparent constamment aux autres dans la plupart de leurs relations en s'infériorisant ou encore en se *supériorisant*, que ce soit sur le plan de l'habillement, du savoir, des biens matériels, des réalisations, de la position sociale ou sur le plan des talents et des capacités. Celles qui se sentent *inférieures* n'exploitent pas toujours leurs ressources car elles méconnaissent leur véritable valeur. La plupart du temps, elles se retirent et se taisent croyant que ce qu'elles ont à dire manque d'intérêt. Elles éprouvent donc une énorme difficulté à s'affirmer et ne se montrent pas du tout compétitives parce qu'elles sont convaincues qu'elles seront perdantes ou vaincues si elles tentent d'émerger.

Par contre, celles qui se croient ou se veulent *supérieures* aux autres ne sont satisfaites que si elles sont les « meilleures ». Aussi, ont-elles du mal à fonctionner normalement au sein d'une équipe à moins d'en être le chef, parce qu'elles se placent souvent en rivalité ou en compétition avec l'un ou l'autre des participants. À cause de leur blessure, elles agissent comme si elles étaient un objet de comparaison plutôt que comme un être humain à part entière. C'est ainsi qu'elles voient aussi les autres. Elles cherchent donc à se démarquer par un moyen ou par un autre et si elles échouent, elles entrent instantanément en rivalité avec celui qui lui semble plus reconnu ou meilleur qu'elles. Si elles n'éprouvent pas le sentiment de supériorité ou celui d'être plus importantes que les autres, elles sont profondément malheureuses parce qu'elles croient inconsciemment que leur importance et leur valeur ne dépendent pas de ce qu'elles sont, mais de leur capacité à dépasser les autres. Elles manquent donc énormément de confiance en elles.

Ce comportement résulte de ce qu'elles ont *introjecté* dans leur enfance ou leur adolescence, à savoir le sentiment de n'être rien si elles ne se distinguent pas. Elles n'ont pas appris à se reconnaître pour ce qu'elles sont. Elles n'existent que si elles sont *les meilleures* partout. Lytta Basset, dans son merveilleux livre *Ce lien qui ne meurt jamais* explique ainsi leur cuisante souffrance : « … être plus ou moins qu'autrui, c'est n'exister qu'en fonction de lui, ne pas être différencié[26]. » Ces personnes sont donc totalement dépendantes des autres. Elles ne connaissent aucune véritable liberté d'être, quelles que soient les apparences. Par manque de différenciation, elles ne savent pas vraiment qui elles sont. Elles sont habitées par un manque chronique de confiance en elles-mêmes et ont beaucoup de mal à s'aimer et à aimer. Si elles se placent en dessous des autres, elles deviendront distantes, moroses, pourront éprouver du ressentiment et de l'envie à leur égard ou encore les placeront sur un piédestal qui les rendra inaccessibles. Si, par contre, elles s'évaluent au-dessus des autres, elles les traiteront avec une gentillesse et une condescendance exemplaires, les ignoreront ou se placeront en rivalité avec eux selon les situations et les personnes concernées.

Ceux qui se *supériorisent* ont intégré la croyance que pour être aimés et reconnus, ils doivent impérativement être mieux que les autres en tout point. Cette croyance, intégrée à la suite d'expériences douloureuses du passé, les fait énormément souffrir quand ils ne sont pas les meilleurs. En appréhendant l'autre comme un instrument de mesure de leur propre valeur, ils se mettent à la merci de leurs interprétations de la réalité. Ils passent d'un sentiment de supériorité à un sentiment d'infériorité, ce dernier sentiment étant le seul qui soit réel, l'autre étant une construction défensive qui résulte de perceptions influencées par leur grande vulnérabilité à la comparaison. Cette vulnérabilité les rend sensibles à de nombreux déclencheurs.

26 BASSET, Lytta. *Ce lien qui ne meurt jamais*, Paris : Albin Michel, 2007, p. 151.

Les déclencheurs de la blessure causée par la comparaison

Tout ce qui rappelle les situations souffrantes du passé peut blesser profondément la personne qui a une blessure d'infériorité : l'injustice en sa défaveur, la préférence d'une autorité pour une tierce personne, la valorisation d'un rival, la comparaison *infériorisante*, l'échec, l'attention accordée à un tiers en sa présence, etc. Tous ces déclencheurs entraînent des réactions défensives immédiates chez ceux qui n'ont pas identifié ni accepté cette zone de vulnérabilité qui alimente leurs pensées et qui mène leur vie relationnelle à leur insu. Ce fut le cas de Geneviève.

Depuis qu'elle était sur le marché du travail, Geneviève vivait un problème important : elle changeait d'emploi presque tous les ans affirmant qu'elle n'était pas appréciée à sa juste valeur par ses employeurs. Comme elle ne supportait pas qu'un collègue de travail soit valorisé en sa présence, toute personne reconnue par un supérieur devenait une rivale pour elle. Malgré la qualité remarquable de son travail, elle n'était effectivement pas aimée, car elle suscitait des discussions interminables et provoquait des conflits avec tous ceux qu'elle voyait « au-dessus » d'elle.

Comme nombre de personnes affectées par la blessure causée par la comparaison, Geneviève perdait son sentiment de valeur lorsqu'elle n'était pas considérée comme étant « la meilleure ». Elle se défendait de sa jalousie, par l'argumentation, la vantardise et la critique. Quand elle a pris conscience de ce fonctionnement, elle a beaucoup pleuré, ayant refoulé pendant des années une souffrance qu'elle n'avait jamais laissée émerger parce qu'elle la croyait anormale. C'est d'ailleurs ce manque de connaissance de ce qui se passait en elle et le manque d'accueil et d'acceptation de sa grande vulnérabilité qui a rendu Geneviève si désagréablement défensive.

Les réactions défensives des « comparés »

Parler des caractéristiques et des réactions défensives des personnes affectées par l'une ou l'autre des blessures psychiques peut susciter l'autojugement chez ceux qui éprouvent de la honte quant à leur vulnérabilité. Pourtant, paradoxalement, l'ouverture à l'acceptation de ce que nous sommes passe inévitablement par la prise de conscience. Sans elle, nous nageons en pleine nébuleuse et nous sommes à la merci d'un bouillonnement intérieur d'émotions non identifiées sur lesquelles nous n'avons aucun pouvoir. J'accorde un espace considérable aux lésions psychiques dans ce livre, car je sais qu'il nous est impossible de nous accepter vraiment sans accueillir avec tendresse et respect l'enfant blessé en nous, cet enfant qui porte nos blessures et qui souffre d'abandon de notre part. En effet, chaque fois que nous nous défendons contre notre vulnérabilité, nous intensifions nos souffrances. C'est pourquoi il est si important d'identifier nos mécanismes de défense, car derrière eux se cache une peine qui ne demande qu'à être libérée et entendue.

Un grand nombre de personnes affectées par la comparaison ressentent constamment le besoin de prouver quelque chose tant sur le plan des connaissances, des biens matériels, des capacités, du statut social que sur celui de l'intelligence. Certaines, comme Geneviève, verseront même dans la vantardise pour se donner de la valeur. Comme ces personnes se comparent tout le temps aux autres à cause d'un sentiment d'infériorité non identifié dans l'ici et maintenant de leurs relations, elles peuvent mentir pour se faire valoir ou ternir, par des critiques dans leurs dos et de sérieuses déformations de la réalité, la réputation de ceux qu'elles voient comme des rivaux. Elles se placent parfois en victimes du supposé rival ou encore en compétition avec lui. Dans ce dernier cas, elles se battent aveuglément pour être *les meilleures* sans se rendre compte qu'elles sont souvent seules dans l'arène parce que leurs supposés adversaires, très souvent, ne portent pas du tout la même blessure qu'elles. Dans les deux cas, ces personnes souffrent, surtout si elles ne sont pas conscientes des sentiments d'infériorité et de jalousie qui les habitent. Ces sentiments, qu'elles nient d'ailleurs catégoriquement la plupart du temps, les empêchent de se montrer authentiques par rapport à leur vécu et leurs besoins.

Envahies par cette souffrance, certaines se retirent alors et se referment pour éviter d'être vues dans ces parties d'elles-mêmes qu'elles détestent. Autant elles peuvent déformer la réalité en ce qui concerne leurs *rivaux*, autant elles peuvent la déformer favorablement ou défavorablement en ce qui les concerne. Coincées dans un système dont elles n'arrivent pas à se libérer, elles entretiennent une image d'elles-mêmes qui ne correspond pas à la réalité. La confiance en elles qu'elles présentent quand elles se placent en position de supériorité est souvent défensive. Seule l'ouverture à l'écoute de leurs émotions et de leurs besoins pourrait leur apporter un espoir de soulagement.

Les émotions et les besoins reliés à la blessure de comparaison

En ce qui concerne les besoins et le vécu, un lien étroit existe entre la blessure causée par la comparaison et celle qui est causée par l'abandon et le rejet. Dans la comparaison *infériorisante*, l'enfant peut se sentir rejeté, voire abandonné par ses éducateurs ou ses pairs, et être constamment habité par une peur de ne pas être aimé ou de perdre sa place dans le cœur de ceux de qui dépend sa survie psychique s'il n'est pas *le meilleur.* Il est normal alors qu'il soit envahi par une peine incommensurable, une agressivité trop souvent refoulée et surtout une profonde jalousie par rapport à ceux auxquels il est comparé et auquel il se compare défavorablement. Il peut inversement leur vouer une admiration démesurée qui l'éloignera de la réalité.

Si ces fortes émotions ne sont pas exprimées parce que l'enfant les juge mauvaises et les réprime, il grandira avec une blessure qui influencera toutes ses relations avec ses pairs par la suite et qui le rendra malheureux. À cause de ce refoulement d'un vécu tout à fait justifiable et normal, ses besoins viscéraux d'amour et de reconnaissance seront toujours insatisfaits. Il aura même honte de les ressentir parce qu'il est sûr qu'il ne mérite pas l'amour. Il se défendra alors par le retrait ou par un comportement de *guerrier* pour être *le meilleur.* Inutile de dire ici à quel point une approche acceptante et aimante est nécessaire tant avec la personne aux prises avec cette blessure qu'avec celle qui est marquée psychiquement par la trahison.

Résumé : la blessure d'infériorité

<u>Les causes</u>

- la survalorisation des apparences dans les milieux éducatifs
- la survalorisation des résultats au détriment du processus
- la survalorisation du monde extérieur
- le manque de connaissance des types d'intelligence
- le manque de respect des différences

<u>Les caractéristiques des « inférieurs »</u>

- la non-conscience de leur valeur
- la non-exploitation des ressources personnelles
- le comportement de vaincu
- la difficulté d'affirmation
- le doute de soi

<u>Les caractéristiques des « supérieurs »</u>

- le besoin d'être les meilleurs partout
- le comportement de guerrier
- la tendance à se placer en rivalité ou en compétition
- l'infériorité non conscientisée

<u>Les caractéristiques des « inférieurs » et des « supérieurs »</u>

- le manque de différenciation
- la dépendance aux autres
- le manque de confiance en eux
- la vision des autres comme des instruments de mesure

<u>Les déclencheurs</u>

- l'injustice
- la préférence pour une tierce personne
- l'échec

- l'attention accordée à une autre personne en leur présence
- la valorisation ou le succès d'un rival

Les réactions défensives des « inférieurs »

- l'autodévalorisation
- l'isolement
- la fermeture et le retrait
- le refoulement

Les réactions défensives des supérieurs

- le besoin de prouver
- la vantardise
- la déformation de la réalité
- la compétition constante

Les émotions vécues par les « inférieurs »

- la peur de passer à l'action
- la peur de ne pas être aimés
- la sentiment d'infériorité
- la peine
- l'envie

Les émotions vécues par les « supérieurs »

- la jalousie
- la colère
- la peur viscérale de ne pas avoir de valeur
- le sentiment d'être RIEN s'ils ne sont pas les meilleurs
- la peur de l'échec
- la peur de perdre l'amour s'ils ne sont pas les meilleurs

Les besoins

- être aimés
- être compris
- être écoutés
- être reconnus

La blessure causée par la trahison

Le mot *trahison* vient du latin *tradere* qui signifie *livrer* au sens de dénoncer, de dévoiler, de donner en proie. Trahir quelqu'un, c'est l'abandonner, cesser de lui être fidèle, tromper sa confiance, violer un serment ou une promesse, enfreindre un engagement sans raison valable. La trahison surprend toujours la personne affectée parce qu'elle ne s'attend généralement pas à être trahie. Tout se passe à son insu. Au premier abord, elle ne comprend pas ce qui lui arrive. Ayant perdu confiance en son ressenti et en l'autre, et se sentant profondément meurtrie, elle ne peut affronter la situation avec discernement. Elle est plutôt envahie par le ressentiment quand ce n'est pas par un désir de vengeance. Le plus triste, c'est que ses expériences de trahison se répéteront tant et aussi longtemps qu'elle ne s'arrêtera pas pour en découvrir les causes.

Les causes de la blessure formée par la trahison

Comme toutes les autres lésions psychiques, celle qui est causée par la trahison prend le plus souvent sa source dans l'enfance et l'adolescence de l'individu. Les personnes meurtries par cette blessure ont généralement subi des punitions injustifiées ou connu des éducateurs qui ont manqué à leurs promesses et à leurs engagements ou qui se sont servis de leurs confidences comme une arme contre elles dans les moments les plus inattendus. Elles ont peut-être entendu par inadvertance des critiques les concernant de la part des personnes significatives à leurs yeux. Des expériences de trahison peuvent aussi avoir eu lieu à l'adolescence de la part d'un père, d'une mère ou d'un autre éducateur qui n'a pas respecté leur intimité et qui a lu leur courrier ou même leur journal personnel. Quand les jeunes font de telles découvertes, ils se sentent forcément trahis.

Cependant, les éducateurs parentaux ne sont pas toujours les seuls à l'origine de la blessure causée par la trahison. En effet, combien d'enfants et d'adolescents ont été trahis par ceux qu'ils croyaient être leurs meilleurs amis ! Et que dire des premières histoires d'amour trompé ! Quand de telles expériences se répètent et que la personne se retrouve seule avec sa souffrance, il se forme dans son psychisme une zone profonde de sensibilité à la trahison qui risque de s'aggraver si, devenu adulte, elle passe sa vie à responsabiliser le passé ou les déclencheurs présents. Une telle attitude de victime ne lui permettra jamais de saisir ce qui, dans sa façon d'agir, lui attire d'autres trahisons.

Il arrive un moment dans la vie où nous avons atteint assez de maturité pour assumer nos blessures et cesser de les abandonner ou de les entretenir par une sorte de *victimite* qui nous réduit à l'impuissance. Quand arrive ce moment de maturité, des découvertes extraordinaires peuvent se produire et nous procurer un sentiment de liberté jamais éprouvé auparavant. C'est du moins ce que j'ai vécu le jour où j'ai choisi de chercher en moi la source de ma souffrance plutôt que de fouiller uniquement dans mon histoire passée dans le but de justifier mon problème actuel par rapport à la trahison. À ce sujet, voici ce que j'ai écrit dans mon journal en novembre 1999 :

Il est vrai que j'ai connu des expériences de trahison dans ma vie, particulièrement ces dernières années. Mais la personne qui m'a le plus trahie, c'est moi-même. Je me suis trahie en n'écoutant pas mes besoins, en agissant souvent dans le sens contraire de ce que je voulais, de ce que mon corps souhaitait, de ce que mon cœur désirait. J'ai écouté les autres avec beaucoup d'attention, mais, pour être aimée et reconnue par eux, j'ai trop souvent tenté de répondre à leurs besoins avant de m'occuper des miens. Cela ne m'a apporté que des bonheurs superficiels. Je suis restée insatisfaite avec un vide dans le cœur, des douleurs au corps et un voile sur l'âme.

Mon corps a besoin que je l'aime et que je le respecte. Il a surtout besoin d'être accepté tel qu'il est, avec ses limites et sa maigreur. Mon cœur aussi a besoin de respect. Il a besoin que je respecte ses émotions et ses sentiments de honte, d'insécurité, de doute et que je les accepte. Il a besoin que je m'aime dans tout ce que je suis et que je situe l'amour de moi avant le besoin d'être aimée des autres. Toute une partie de moi demande à être reconnue par moi et je l'ai trahie, parce que j'en avais honte, parce que je ne l'acceptais pas. »

Cette partie non reconnue, c'était la vulnérabilité formée par mes blessures, cette vulnérabilité que je croyais anormale et que je jugeais trop intense pour la montrer complètement, cette vulnérabilité que j'ai trop longtemps trahie. Comment une personne peut-elle s'aimer vraiment si elle n'accepte pas pleinement et ouvertement sa sensibilité ? Ce rapport à l'amour de soi dont j'ai largement parlé dans *Relation d'aide et amour de soi* est à la base du soulagement de nos blessures physiques ou psychologiques. À ce sujet, Debbie Shapiro écrit : « Nous devons nous-mêmes nous mettre sur la liste de nos priorités – non pas d'une manière égocentrique, mais plutôt comme un acte altruiste. En nous inscrivant sur cette liste, nous affirmons que notre amour pour les autres est si fort que nous voulons être capables de réellement donner en étant dans la meilleure forme possible.[27] »

27 SHAPIRO, Debbie. *L'intelligence du corps, comprendre les émotions qui affectent notre santé*, Paris : J'ai lu, 2007, p. 73.

S'aimer, c'est s'occuper de soi d'abord et ne plus jamais abandonner ses blessures. S'aimer, c'est accueillir ce qu'on est au point de ne plus se trahir. S'aimer, c'est s'accepter avec les caractéristiques que nous jugeons à tort, inacceptables.

Les caractéristiques des personnes blessées par la trahison.

La personne touchée par cette lésion psychique se caractérise par son rapport particulier à la confiance et à l'amour. Comme l'enfant dépend entièrement de ses parents pour satisfaire ses besoins psychiques et physiologiques, il grandit avec un fort sentiment de doute de lui-même quand il a connu de nombreuses expériences de trahison de la part de ses principaux éducateurs. En effet, si ces derniers n'ont pas respecté leurs promesses et leurs engagements et lui ont menti à plusieurs reprises alors qu'il leur a fait entièrement confiance, il ne remettra pas en question leurs comportements car, dans sa totale impuissance, il les entoure bien inconsciemment d'une auréole de toute-puissance et s'abandonne à leur souveraineté. S'installe donc en lui un profond sentiment d'insécurité causé par une perte progressive de confiance en ses perceptions. Il ne doutera pas de ses éducateurs, mais de lui-même, ce qui est beaucoup plus grave. Ce doute lui fera adopter plus tard, dans ses rapports avec les autres, l'un ou l'autre des comportements suivants : ou bien il sera très naïf et fera confiance trop facilement ou bien, dans d'autres circonstances, il sera exagérément méfiant. Il doutera de tout y compris de lui-même.

Qu'est-ce qui le fait passer d'une attitude à une autre ? Ses réactions défensives de naïveté ou de méfiance ne s'expliquent pas rationnellement. Il est impossible d'en observer les causes objectivement ici et maintenant parce que tout se passe dans l'ombre de la caverne émotionnelle. Lorsque certains déclencheurs, par exemple une voix, un geste, une mimique ou même un parfum rappellent à sa mémoire inconsciente des expériences passées de trahison, il se ferme spontanément et refuse d'accorder sa confiance. Dans le cas contraire, étant donné qu'il a perdu ses points de référence intérieurs, il peut retrouver sa crédulité d'enfant. Quelle que soit son attitude, il reste un être toujours dépendant du monde extérieur et qui n'est pas à l'écoute de son ressenti parce qu'il a perdu confiance en ses perceptions. Il fonctionne de manière automatique lorsqu'il est mené par sa blessure.

Combien de personnes sont trompées dans leurs relations parce qu'elles ne font pas confiance à leur ressenti ? Combien de fois avons-nous pensé intérieurement : « Ah ! Si j'avais écouté mon intuition, je n'aurais pas fait confiance à cette personne ou je ne serais pas allé à cette soirée ou encore, je n'aurais pas acheté cette voiture d'occasion. » Combien de fois nous sommes-nous trahis par manque de présence à nous-mêmes ? Il m'est arrivé plus d'une fois de me laisser influencer par une personne que je savais honnête, alors qu'au fond de moi, je sentais que ce qu'elle me proposait n'était pas bon pour moi. Par manque de confiance en mon ressenti, je l'écoutais elle plutôt que de m'écouter moi-même. Je me trahissais. En revanche, quand dans ma vie j'ai agi dans le sens de mon ressenti, peu importe l'opinion des autres, je ne me suis jamais trompée. C'est, par exemple, ce que j'ai fait quand, en 1982, j'ai tout laissé – emploi, maison, voitures, etc. – pour aller poursuivre mes études de doctorat à Paris avec mon mari et mes quatre enfants.

Le manque d'écoute d'elles-mêmes par manque de confiance en leurs perceptions est la principale caractéristique des personnes affectées par des expériences de trahison. Elles se trahissent parce qu'elles doutent trop d'elles-mêmes. Quand elles projettent ce doute sur les autres, elles peuvent rejeter tout ce qui leur est proposé ou tout accepter sans s'écouter et sans s'informer. Dans les cas extrêmes, elles peuvent entretenir des idées paranoïaques par rapport à certaines personnes et leur prêter des intentions qu'elles n'ont pas ou encore se laisser influencer comme des girouettes par tout le monde. Étant à la merci de leurs déclencheurs, elles souffrent d'un manque chronique de liberté.

Les déclencheurs de la blessure causée par la trahison

Les déclencheurs de doute chez la personne meurtrie par une telle blessure ont un lien étroit avec ceux qui ont contribué à la formation de cette lésion. Une confidence révélée, une calomnie, un mensonge, l'hypocrisie sous toutes ses formes, une injustice, un engagement non respecté, une promesse non tenue, un complot contre elle, réel ou imaginé, représentent autant de déclencheurs qui ravivent sa blessure et peuvent la rendre souffrante et, par conséquent, défensive.

Les réactions défensives des personnes blessées par la trahison

Comment se défend une personne qui a été fréquemment trahie ? Souvent, elle refoule ses craintes et se ferme complètement à l'autre lorsqu'elle se méfie. Comme elle ne fait pas confiance à ses perceptions, il lui arrive de ne pas réagir devant des paroles ou des comportements qu'une personne non affectée relèverait certainement. Elle se tait et ne pose pas ses limites parce qu'elle doute d'elle-même. À cause de ce doute chronique, elle ménage parfois les autres, spécialement les personnes en position d'autorité.

Dans d'autres circonstances, elle rejettera complètement celui qui la déclenche dans sa meurtrissure avant même de l'entendre. Elle peut parfois se placer en position de supériorité pour se protéger ou encore mentir, culpabiliser, formuler des reproches ou se *victimiser.* À cause de sa méfiance, il lui arrive d'imaginer qu'une personne complote contre elle. Aussi, lui arrive-t-il parfois de comploter elle-même contre les autres. L'imprévisibilité caractérise alors les réactions de la personne souvent trahie surtout si elle reste inconsciente de ce qui l'habite. Elle passe d'une réaction défensive à une autre bien différente sans pouvoir y changer quoi que ce soit parce qu'elle dépend du monde extérieur et de sa confusion interne. C'est dans l'exploration de son monde intérieur qu'elle pourrait trouver sa liberté, c'est-à-dire dans la connaissance et l'acceptation des émotions souffrantes et des besoins qui s'y trouvent.

Les émotions et les besoins reliés à la blessure de trahison

La personne blessée par la trahison est souvent habitée par le ressentiment. Elle en veut énormément à ceux qui l'ont trahie. Cette rancœur qu'elle nourrit l'empêche de ressentir ses émotions de peine et de colère et la maintient dans une position de victime et de dépendance par rapport à ses déclencheurs, ce qui la prive de ses ressources. Par manque d'écoute de ses émotions, elle entretient une tristesse de fond dont elle se défend par le rejet, l'accusation, la fermeture et la *victimite.* Elle est possédée par la peur d'être trompée, la peur du complot, la peur d'être exploitée et surtout par la peur de se dévoiler. Quand elle n'est pas en totale confiance, elle parle peu d'elle pour éviter que ses confidences ne soient utilisées à son détriment. De plus, comme elle nourrit constamment des doutes sur elle-même et qu'elle est habitée par la rancœur, elle éprouve énormément de difficulté à reconnaître ses besoins considérables d'amour, de reconnaissance et de sécurité.

Je me souviens de Richard, un participant d'un groupe de formation que j'ai animé qui était envahi par des idées de vengeance envers son beau-frère Marius : ce dernier l'avait trahi dans sa confiance. Vivant une situation financière particulièrement difficile, Marius lui avait emprunté de l'argent pour se tirer d'affaire. Richard, qui n'était pas fortuné, mais qui était doté d'un grand cœur, lui avait prêté toutes ses économies avec, comme seule garantie de remboursement, une promesse verbale. Six ans plus tard, même s'il avait maintenant une entreprise florissante, Marius ne s'était pas acquitté de sa dette. Richard se sentait profondément trahi. Il était d'ailleurs convaincu que son beau-frère était l'unique responsable de ses tourments. Aussi, a-t-il été choqué lorsque je lui ai demandé : « Tu dis avoir été trahi, ce qui est juste, mais en quoi t'es-tu trahi toi-même quand tu lui as prêté cet argent ? » Après un long silence, Richard a avoué que, au moment du prêt, il avait demandé à Marius de lui signer une reconnaissance de dette. Ce dernier lui avait répondu qu'il n'était pas un étranger et qu'il était vexé qu'il ne lui fasse pas confiance. Pour ne pas créer de conflit dans la famille, Richard ne s'était pas respecté. Il s'était trahi en accordant plus d'importance à Marius qu'à lui-même. Il avait manqué d'amour de lui.

Ce comportement est fréquent chez la personne blessée par la trahison. Elle ne s'aime pas assez pour se faire confiance, car elle a intégré très jeune la croyance inconsciente qu'elle est trahie parce qu'elle ne mérite pas d'être aimée. Elle croit avoir un certain pouvoir par le contrôle exercé sur son ressentiment, mais ce contrôle ne contribue qu'à l'éloigner de la solution à son problème qui se trouve dans l'apprentissage à l'amour d'elle-même. Cet apprentissage passera d'abord et avant tout par la reconnaissance de ses perceptions, par l'acceptation de ses besoins d'amour, de sécurité et d'authenticité et par la volonté de poser des limites claires. C'est, en effet, en choisissant l'entourage de personnes fiables, authentiques et aimantes que cette personne tournera lentement son regard vers l'intérieur d'elle-même. Là, dans la profondeur de son être, l'attend patiemment la vulnérabilité qui lui servira de passage vers la libération intérieure. Sans la reconnaissance et l'accueil de ses zones profondes de sensibilité, elle restera victime de toutes ses blessures, y compris de celle qui a été formée par l'humiliation.

Résumé : la blessure de trahison

Les causes

- les mensonges
- les punitions injustifiées
- les promesses non tenues
- les engagements non respectés
- les confidences révélées
- les critiques « dans le dos »
- les histoires d'amour trompé
- l'autotrahison

Les caractéristiques des personnes blessées

- le doute d'elles-mêmes
- le doute de leurs perceptions
- la naïveté et la méfiance
- le manque d'écoute de leur vécu
- le doute des autres
- la tendance à imaginer des complots contre elle

Les déclencheurs

- les confidences révélées
- la calomnie
- le mensonge
- l'hypocrisie
- l'injustice
- les engagements non respectés
- les promesses non tenues
- le complot, réel ou imaginé

Les réactions défensives

- le refoulement
- la fermeture
- la paralysie psychique
- le rejet

- l'accusation
- le mensonge
- la culpabilisation
- la victimite
- le reproche
- la vengeance
- le complot contre l'autre

Les émotions vécues par les « trahis »

- le ressentiment
- la peine
- la colère
- la tristesse de fond
- la peur d'être trompée
- la peur du complot
- la peur d'être exploitée
- la peur de se dévoiler

Les principaux besoins des blessés par la trahison

- être sécurisés
- être entourés de personnes authentiques
- être aimés

La blessure causée par l'humiliation

Selon le Petit Robert, humilier quelqu'un c'est le rabaisser d'une manière outrageante ou avilissante; l'atteindre dans sa fierté, sa dignité; le dégrader, l'écraser, le mortifier, le vexer, le blesser dans son amour-propre. L'être affecté par cette blessure a été touché par un éducateur ou par ses pairs dans ce qu'il a de plus profond et de plus intime.

Les causes de la blessure formée par l'humiliation

Ce qui humilie un enfant au point de créer en lui cette zone profonde de sensibilité, c'est toute situation où il est rabaissé comme personne, spécialement *devant les autres.* De nombreux parents ne se rendent pas compte du tort causé à leur enfant lorsqu'ils le critiquent, le narguent, le dévalorisent ou se moquent de lui, surtout lorsqu'ils le font en présence d'autres personnes. Souvent ces parents humilient leur enfant parce qu'il n'est pas ce qu'ils voudraient qu'il soit. Par exemple, un père qui a un sens pratique développé peut avoir de la difficulté à accepter son fils artiste ou intello. Une mère introvertie qui a refoulé ses émotions toute sa vie peut être très dérangée par sa fille extravertie et la ridiculiser lorsqu'elle s'exprime ouvertement.

Rabaisser un enfant ou lui faire honte devant sa famille, les amis de ses parents ou ses propres amis, c'est l'atteindre au cœur de lui-même. Souvent, ce sont les pairs à l'école qui se montrent le plus impitoyables à ce sujet, surtout si l'un de leurs camarades est timide et sans défense. On a vu de nombreux écoliers revenir à la maison démolis par les moqueries de leurs compagnons de classe. L'enfant qui fait rire de lui parce qu'il pleure ou qu'il arrive le dernier de sa classe, parce qu'il a été maladroit ou encore parce que physiquement il ne correspond pas, dans son habillement, sa coiffure ou son corps aux normes des autres, peut, à la longue, en être profondément marqué, se sentir complètement inadéquat et développer des fonctionnements qui le caractériseront toute sa vie s'il ne les identifie pas.

Caractéristiques des personnes blessées par l'humiliation

Martine a grandi avec une mère qui la qualifiait de *mauvais caractère*, de *mère supérieure* et de *grande égoïste* devant tout le monde. Jacques, pour sa part, devait subir les moqueries répétées de son père qui lui reprochait, devant sa famille et ses amis, d'être empâté, lâche et paresseux parce qu'il était lent comme une tortue. Par conséquent, pendant des années, Martine a refoulé son dynamisme, son leadership et s'est oubliée pour les autres alors que Jacques a travaillé sans aucun respect de ses limites jusqu'à ce que, à l'âge de 45 ans, il soit terrassé par une crise cardiaque.

L'humiliation peut faire agir une personne dans le sens contraire de ce qu'elle est. Différente de la culpabilité qui touche le rapport au *faire*, elle est directement liée à l'*être*. La personne blessée n'est pas envahie par le regret d'avoir mal agi, mais par la honte d'être ce qu'elle est. Elle est convaincue que quelque chose de fondamental en elle est souillé, maudit, damné, et ce, même si elle réussit très bien professionnellement et qu'elle est très reconnue pour ses réalisations. Elle se perçoit comme une pomme dont le cœur est pourri et elle croit que cette altération grave est irréductible. Elle dissocie donc ce qu'elle est de ses créations et de ses accomplissements auxquels elle s'accroche pour compenser son sentiment de laideur intérieure. Aussi, comme elle se pense inconsciemment souillée, elle attribue ses réussites à des circonstances extérieures, au savoir ou à la chance plutôt qu'à ce qu'elle est. Aussi, a-t-elle beaucoup de difficulté à croire qu'on puisse l'aimer. Si ceux qui lui témoignent de l'amour la connaissaient, il en serait bien autrement, croit-elle. C'est pourquoi elle refoule et nie ses émotions et ses besoins, spécialement si elle a été ridiculisée dans le passé quand elle les a manifestés. D'ailleurs, comme elle se croit tarée, elle ne se sent pas digne d'avoir des besoins, encore moins de les exprimer.

« L'enfant humilié, une fois adulte, a un *trou dans l'âme*[28]. Rien ne peut le satisfaire », nous dit Bradshaw. Aucune réussite, aucune reconnaissance ne peuvent remplir ce trou. C'est un trou sans fond. C'est pourquoi la personne honteuse peut s'épuiser dans la performance et les réalisations ou devenir complètement indifférente à tout. Elle cherche la reconnaissance et, quand elle l'obtient, elle ne s'en nourrit pas. Seul le sentiment d'*être* une personne saine et normale pourrait combler ce « trou dans l'âme » dont parle à juste titre l'auteur de *S'affranchir de la honte*. Seule la reconnaissance de ce qu'elle est comme personne pourrait la libérer de son introjection. Sans quoi, elle tombera et retombera incessamment dans le piège du *faire* ou du *je m'en-foutisme* pour trouver sa valeur, pour donner un sens à sa vie ou pour ne pas souffrir. Elle ne sera ainsi jamais satisfaite. Partout où elle ira, elle portera en elle cette tristesse de fond, ce vide intérieur et elle continuera à chercher des moyens dans le monde extérieur pour ne pas sentir sa souffrance.

La solitude n'est pas ce qui effraie le plus la personne blessée par l'humiliation comme c'est le cas pour celle qui est meurtrie par l'abandon et le rejet, mais la peur de ne plus pouvoir *faire*, la peur d'être forcée d'arrêter, la peur de perdre la source d'intérêt qui l'accroche à la vie. Comme

28 Bradshaw, John. *S'affranchir de la honte*, Montréal : Le Jour, 1993, p. 46.

elle se croit malsaine, elle a besoin de réalisations saines pour compenser son sentiment de souillure et pour oublier sa peur de ne plus pouvoir concrétiser ses projets. Toutefois, cette peur ne représente que la pointe de l'iceberg parce qu'elle en cache une autre, généralement inconsciente, mais tellement plus profonde : la peur d'affronter le sentiment de laideur qu'elle entrevoit lorsqu'elle ose jeter un regard sur son monde intérieur. Elle a tellement honte des besoins, des émotions qui se trouvent au cœur d'elle-même et de la vulnérabilité qui en résulte qu'elle les dissimule même en thérapie. Cette honte chronique l'empêche d'être authentique dans ses relations, ce qui rend la communication profonde difficile. Pour s'ouvrir et se laisser aider, elle a absolument besoin d'une personne qui l'accepte inconditionnellement parce que le moindre petit déclencheur de honte peut provoquer chez elle une fermeture instantanée ou éveiller son personnage plutôt que de favoriser la libération de sa souffrance.

Les déclencheurs de la blessure causée par l'humiliation

Tout ce qui se produit en présence de personnes qui réagissent par le rire, la moquerie, le silence lourd ou la désapprobation peut blesser celui qui a été affecté par des expériences répetées d'humiliation, spécialement au cours de son enfance et de son adolescence. Il sera facilement humilié par ceux qui tournent en ridicule ses paroles ou ses actes, par ceux qui se payent sa tête ou qui se moquent de lui en l'imitant, et ce, même si ce n'est pas par méchanceté. L'ironie, le sarcasme, la raillerie peuvent froisser son amour-propre et le rendre très défensif. Il est aussi vexé par un jugement, une critique ou une parole *moralisante* surtout quand elle lui est adressée dans un petit ou un grand groupe. Tout ce qui est exprimé de négatif ou qu'il interprète comme tel, spécialement si c'est devant une tierce personne, ravive sa blessure et le fait souffrir. Pour garder sa confiance, il est fondamental de ne pas le rabaisser ni réveiller la honte chez lui et de lui exprimer nos malaises en privé, jamais en présence d'autres personnes. Autrement nous risquons d'avoir à composer avec des réactions défensives plus ou moins désagréables.

Les réactions défensives des personnes blessées par l'humiliation

Certaines personnes profondément touchées par une blessure causée par l'humiliation présentent au monde l'image idéale qu'on attendait d'elles dans le passé. Martine, par exemple, a passé sa vie à nier ses besoins et à s'occuper de ceux des autres pour ne pas être qualifiée d'égoïste. Dans son expérience de vie, ce mot avait une connotation extrêmement négative. Pour elle, il voulait dire *condamnable*, *ignoble*, voire *répugnant*. Comme elle l'avait *introjecté* comme un élément caractéristique de sa personnalité, elle a tenté toute sa vie et par tous les moyens d'agir pour éviter qu'une personne voit ce côté noir de sa nature et s'en serve pour la diminuer, pour la rabaisser ou pour lui faire honte devant tout le monde comme par le passé. Ce comportement n'avait pas pour but de prouver qu'elle n'était pas *égoïste*, puisqu'au fond, elle croyait l'être, mais plutôt de dissimuler sa souillure.

D'autres personnes réagiront par le sarcasme, l'insolence et un orgueil démesuré. C'est le cas de certains adolescents, dont Sébastien. Profondément humilié par son père lorsqu'il était enfant, il manquait énormément de confiance en lui-même. Au cours des premières années de sa vie, il s'est écrasé par peur d'être humilié davantage jusqu'au jour où il a commencé à se montrer insolent avec son père et avec toutes les figures d'autorité qui réanimaient sa blessure. Comme il était particulièrement intelligent, il savait toujours quoi dire pour déstabiliser ceux qui déclenchaient sa vulnérabilité. Il préférait subir toutes les punitions plutôt que de s'excuser de ses offenses ou de montrer sa peine. Il devenait même sans pitié pour les personnes qui lui faisaient vivre de la honte. Il ne souhaitait qu'une chose : les humilier et leur faire honte à son tour.

À l'école, il avait mauvaise réputation auprès de ses professeurs qui répondaient à ses sarcasmes et à ses insolences par des paroles ou des punitions humiliantes. Seul son professeur d'arts plastiques ne rencontrait aucun problème avec lui. Au lieu de réagir défensivement à son arrogance, elle avait choisi de lui parler en privé après la classe. Lors de cette rencontre, elle ne lui avait adressé aucun reproche. Elle l'avait plutôt reconnu pour son intelligence et lui avait exprimé ses malaises sans l'en rendre responsable. Elle lui avait dit qu'elle s'était sentie humiliée et honteuse quand il s'était moqué d'elle devant toute la classe. Elle avait ajouté qu'elle s'était tue pour ne pas répondre à l'humiliation par l'humiliation et qu'elle souhaitait établir avec lui une relation de confiance et de respect réciproque. Cette intervention a eu un effet très bénéfique sur Sébastien qui n'a jamais manqué de respect à ce professeur par la suite. L'authenticité de cette dame l'avait touché en plein cœur. Il pouvait très bien comprendre la honte qu'elle avait ressentie puisqu'il la ressentait constamment lui-même.

« La honte, écrit Yves-Alexandre Thalmann (...) se traduit fréquemment par le désir de se cacher, de se soustraire au regard d'autrui (...) que ce regard soit réel ou simplement imaginé[29]. » La personne ainsi meurtrie se cachera donc derrière un personnage arrogant et d'apparence insensible ou derrière un personnage soumis. Elle peut aussi se cacher derrière le mensonge non pas parce qu'elle est menteuse et malhonnête, mais simplement par ce qu'elle cherche à camoufler ses parties sombres. Parfois, elle fuira sa vulnérabilité dans le refoulement, le non-dit et l'isolement. D'autres fois, elle se justifiera à l'extrême ou argumentera pour prouver, même sans qu'elle soit attaquée, qu'elle n'est pas une mauvaise personne ou pour qu'on ne voit pas en elle quelqu'un de vulnérable. Le plus souvent, elle niera ses besoins et ses émotions avant même de les identifier.

Les émotions et les besoins reliés à la blessure causée par l'humiliation

L'émotion dominante chez la personne blessée, c'est la honte de ce qu'elle est. « Être ligoté par la honte, cela signifie, affirme Bradshaw, que chaque fois que l'on éprouve un sentiment, un besoin ou une pulsion quelconque, on se sent immédiatement humilié[30]. »

Si nous prenons le temps de nous arrêter un instant à ces paroles de Bradshaw, nous ne pouvons qu'être profondément touchés par la souffrance que vivent ceux qui sont affectés par une blessure d'humiliation. Avoir honte de ressentir une émotion, un besoin ou une pulsion entraîne une dépense d'énergie considérable pour annihiler la vie en soi en luttant constamment contre sa propre nature. L'être empoisonné par la honte se violente énormément et détruit sa santé physique et psychique. Mais, pourquoi cette si forte propension à s'autodétruire ? Tout simplement parce que la

29 Thalmann, Yves-Alexandre. *Au diable la culpabilité*, Saint-Julien-en-Genevois : Jouvence, 2005, pp. 51 à 54.
30 Bradshaw, John. 1993, *op. cit.*, p. 30.

personne marquée par cette blessure finit par rejeter sans discernement tout ce qu'elle est. Envahie par une grande sensibilité, elle est habitée par un magma d'émotions et de besoins qu'elle n'a jamais vraiment identifiés. Ce magma dont elle a honte lui apparaît comme un vilain animal sauvage impossible à apprivoiser. Elle ne craint pas seulement que le ridicule, le jugement, la critique le réveillent, mais elle a surtout peur de lui faire face, c'est-à-dire qu'elle a peur d'affronter ce monde intérieur qu'elle juge impitoyablement hideux et monstrueux.

En réalité, la première personne qu'elle fuit, c'est elle-même. Elle avance donc dans la vie en surfant à la surface de son être non vraiment consciente de ce qui se passe au plus profond de sa caverne intérieure. Elle se débat seule, comme un héros, pour gagner sa propre guerre contre elle-même, niant et refoulant les cris intérieurs de l'authentique personne qui, au fond, ne veut que naître au soleil et exprimer au grand jour ses besoins si présents d'être acceptée, reconnue et aimée telle qu'elle est. Maintenue captive, cette personne réclame son droit à l'existence tout comme celle qui est emprisonnée dans la caverne de celui qui a été foudroyé par la dévalorisation.

Résumé : la blessure d'humiliation

Les causes

- les dénigrements en présence d'un tiers
- la dépréciation
- les critiques qui rabaissent
- les jugements dévalorisants
- les sarcasmes
- la moquerie

Les caractéristiques des blessés par l'humiliation

- le rejet de soi
- la conviction d'être souillés, pourris
- la dissociation du moi et des réalisations du moi
- le refus de l'amour et de la reconnaissance
- la négation des émotions et des besoins
- l'insatisfaction constante
- l'incarnation d'une image conforme aux attentes extérieures
- la difficulté à se montrer tels qu'ils sont

Les déclencheurs

- le rire et la moquerie
- les silences lourds
- les jugements défensifs
- les critiques avilissantes
- les paroles moralisantes
- la dévalorisation en présence d'un tiers
- la désapprobation

Les réactions défensives des blessés

- le personnage arrogant ou soumis
- la négation de soi
- le sarcasme
- l'insolence

- la tendance à humilier
- le refoulement
- le mensonge
- l'isolement
- la fuite de soi et des autres

<u>Les émotions vécues par les humiliés</u>

- la honte de soi, des émotions, des besoins, de la vulnérabilité
- la peur d'être forcés d'arrêter de « faire » quelque chose
- la peur d'affronter leur sentiment de laideur intérieure
- la honte d'exister

<u>Leurs besoins</u>

- être acceptés inconditionnellement
- être aimés tels qu'ils sont
- être valorisés

La blessure causée par la dévalorisation

Tous, qui que nous soyons, avons été un jour ou un autre dans notre vie, comparés, culpabilisés, trahis, rejetés, contrôlés ou humiliés. Cela ne signifie pas que nous avons tous été profondément marqués. La formation d'une lésion psychique dépend du tempérament d'une personne, de son degré de sensibilité, du contexte affectif dans lequel elle grandit et du phénomène de compensation dont j'ai parlé précédemment. Des jumeaux identiques peuvent souffrir de blessures totalement différentes et il est impossible d'en connaître toutes les causes. Le psychisme humain étant de nature invisible, immatérielle et irrationnelle, nous ne pouvons rationnellement savoir tout ce qui peut affecter une personne ni ce qui est affecté à l'intérieur d'elle-même. Au moment où les événements se produisent, le lien entre le déclencheur et le terrain intérieur de celui qui est touché reste très difficile à établir de façon certaine surtout si ce dernier a été réprimé dans l'expression de ses émotions. Quoi qu'il en soit, j'ai pu observer, dans le cas de la blessure formée par la dévalorisation et par la non-valorisation, certaines causes inscrites dans l'expérience de plusieurs sujets.

Les causes de la blessure de dévalorisation

Comme ce fut le cas pour la formation d'autres blessures, la formation de la blessure causée par la dévalorisation compte parmi ses principales causes l'influence non négligeable de l'approche éducative. En effet, certains éducateurs scolaires ou parentaux ne voient et ne relèvent que ce qui est négatif chez leurs enfants ou leurs élèves parce que c'est ainsi qu'ils ont été évalués eux-mêmes dans le passé. Ils ne signalent à peu près jamais les aspects positifs de ce que les jeunes font, disent ou sont. Aussi, ces jeunes développent-ils la croyance que pour être aimés, ils doivent être parfaits.

Une autre cause de cette blessure, c'est, par exemple, le parent qui utilise son enfant comme un objet et se sert de ses succès comme d'un trophée pour se valoriser lui-même. Ce parent, qui ne valorise presque jamais son fils ou sa fille dans le privé sera fier de dire publiquement que «*son*» enfant a accompli tel ou tel exploit. Le jeune ne comprendra pas toujours pourquoi il est si mal à l'aise quand son père ou sa mère l'adule ou le vante devant les autres alors qu'il a tant besoin de cette valorisation dans sa vie quotidienne. Il est loin d'être conscient que son malaise provient du fait qu'il est utilisé bien inconsciemment par ses parents pour dorer leur image ou pour réaliser, à leur place, des rêves qu'ils n'ont jamais pu concrétiser eux-mêmes.

Ce comportement rencontré parfois chez certains éducateurs parentaux n'est pas condamnable puisqu'il n'est même pas identifié et qu'il se transmet souvent de génération en génération. Il n'indique pas non plus que ceux-ci n'aiment pas leur enfant, car ils agissent le plus souvent avec l'intention sincère de lui donner la chance qu'ils n'ont pas eue. Il ne faut donc pas en déduire qu'ils n'aiment pas, mais plutôt qu'ils aiment mal. Malheureusement, si l'enfant ne perçoit pas l'amour derrière les actes de ses éducateurs, il peut ne pas se sentir vraiment important pour eux comme personne. Il peut être habité par ce même sentiment si ses parents sont tellement pris par leurs nombreuses occupations qu'ils n'ont pas de temps de qualité à lui accorder. Ces parents peuvent même être présents physiquement, mais absents psychologiquement parce qu'ils sont préoccupés par leurs problèmes et leurs engagements en dehors ou à l'intérieur de la famille. Dans tous ces cas, l'enfant n'est pas rejeté ni abandonné, il a plutôt le sentiment de ne pas exister vraiment pour ses parents ou pour les personnes significatives pour lui sur le plan affectif. Si ce sentiment s'incruste dans son psychisme, on observera plus tard chez lui les caractéristiques d'un être blessé par la dévalorisation ou par l'absence de valorisation.

Les caractéristiques des « dévalorisés »

Si la personne culpabilisée se sent toujours fautive et la personne humiliée se sent souillée, celle qui a été dévalorisée a le sentiment de n'être RIEN. Pour masquer son inanité, elle entretient donc un personnage qui se caractérise par le perfectionnisme. Elle est tiraillée par cette dichotomie entre son sentiment de non-valeur d'une part et l'image de perfection qu'elle présente pour se sentir exister, d'où sa difficulté à recevoir la reconnaissance qui lui est témoignée.

Cette personne est constamment préoccupée par ce que les autres pensent d'elle. Se sentant tellement nulle à l'intérieur d'elle-même, elle peut donc facilement s'identifier à tout ce qui *paraît* pour avoir le sentiment d'exister dans le monde extérieur. Comme elle se croit sans valeur, elle existe en s'identifiant à tout ce à quoi elle a appris à donner de l'importance et qui est le plus souvent de l'ordre de l'éphémère. S'identifier à ce qui passe, c'est s'assurer de souffrir du deuil de la perte et c'est courir après un bonheur qui n'est en fait qu'une douleur déguisée en fausse sérénité.

Dans notre monde, tout est fait pour encourager l'être humain à trouver sa valeur à l'extérieur de sa nature profonde. Tout est fait pour l'inciter à s'identifier à l'éphémère, comme on le voit surtout par la publicité qui envahit les écrans de télévision et d'ordinateur, les revues, les journaux, les vitrines de magasins, les rues et même les toilettes publiques. C'est ainsi que certains individus en viennent à prendre leur valeur dans le fait d'AVOIR des biens matériels. Ils croient que plus ils possèdent de biens matériels, plus ils deviendront importants aux yeux des autres. Ils travaillent donc toute leur vie et s'endettent pour AVOIR toujours *plus* sans jamais être satisfaits, car à peine ont-ils acheté un nouveau produit que ce produit est démodé ou désuet. Déjà, de nouvelles technologies, de nouveaux modèles ou de nouvelles modes envahissent le marché.

D'autres s'identifient à leur SAVOIR ou à leurs diplômes. Ils ne peuvent dire «*Je ne sais pas.*» parce que, ce faisant, ils perdraient leur sentiment de valeur. L'exemple suivant parle de lui-même. On a un jour interviewé une vingtaine de personnes sur la rue pour leur demander leur opinion à propos d'une émission de télévision qui n'avait jamais été diffusée dans leur pays. Tous, à l'exception d'une seule personne, ont donné un avis plus ou moins développé sur un sujet qu'ils ne connaissaient absolument pas.

D'autres s'identifient à leur statut social, à leurs opinions et à leurs réalisations ou à un dogme. Pour eux, il est presque vital d'avoir raison. Ces gens ont besoin que leurs points de vue soient reconnus. Ils se placent en détenteurs de la vérité, s'accrochent à des idéologies religieuses, philosophiques, politiques de toutes sortes sans écouter les autres, pour ressentir ce sentiment d'importance dont ils dépendent tant.

Certains s'identifient à leurs émotions, à leurs blessures ou à une maladie pour se donner le sentiment d'exister devant leur entourage. Ils ne sont pas conscients qu'ils réduisent considérablement ce qu'ils sont et qu'ils s'enfoncent chaque jour davantage dans la croyance qu'ils ne valent pas grand-chose.

La réalité est que personne ne peut être réduit à un vécu, à une maladie, à un savoir, à un statut social, à une opinion ou à un objet, ce qui ne signifie pas que ces éléments n'ont aucune importance. Ils passent dans nos vies pour nous guider vers la vie intérieure là où se trouvent les valeurs durables et sûres que sont la paix, la sérénité et l'amour. C'est au cœur d'elle-même que la personne blessée par la dévalorisation ou par la non-valorisation trouvera sa véritable identité et qu'elle trouvera la liberté intérieure. Toutefois, comme elle puise son identité dans des éléments extérieurs, elle est affectée lorsque ces éléments sont critiqués. Si quelqu'un doute de son savoir ou de ses opinions, qu'il critique son apparence et ses AVOIRS, qu'il ne s'impressionne pas devant sa notoriété ou qu'il ne s'apitoie pas sur sa maladie, elle en sera profondément touchée puisqu'elle a intégré inconsciemment la croyance qu'elle est ce à quoi elle s'est identifiée.

Cette personne a aussi beaucoup de difficulté à s'affirmer sans défensive. Elle a le sentiment qu'elle doit se battre pour exister et conquérir une place parmi les autres. Ses actions et ses réactions ne sont pas motivées par le désir d'être *la meilleure* comme c'est le cas de ceux qui ont été blessés par la comparaison. Elles sont motivées par le besoin d'exister, d'avoir de l'importance pour son entourage. Lorsqu'elle cherche à attirer l'attention pour qu'on lui accorde cette importance, elle se heurte souvent à la déception en ce sens qu'elle ne se sent pas plus aimée pour autant. J. Harv Eker explique :

> *« We've confused attention with love. Believe me, it is virtually impossible to be happy and successfull when you're constantly yearning for attention. Because if it's attention you want, you're at the mercy of others. You usually end up as a "people pleaser"*

begging for approval (...). For the most part, when people confuse love and attention, they don't love each other in the true spiritual sense of the word. They love each other largely from the place of their own ego as in "I love what you do for me" [31]. »

Sans en être vraiment consciente, la personne blessée par la dévalorisation est constamment en attente d'être reconnue ou approuvée. Elle a appris à trouver sa valeur dans le fait que les autres la valorisent pour ses opinions, pour ses réalisations, pour son apparence, pour ses possessions, pour sa position sociale ou pour ses connaissances et non pour ce qu'elle est. Comme le dit si bien T. Harv Ecker, elle doute donc très souvent d'elle-même et se dépense sans compter pour plaire. Quand elle parle d'elle, c'est pour se disqualifier, se rabaisser, se diminuer ou, dans certains cas, pour se vanter ou pour prouver qu'elle a de la valeur. Elle dépend de la croyance suivante : si je suis vue et reconnue, je suis importante et si je ne suis pas vue ni reconnue, je ne suis rien. Malheureusement, elle a souvent beaucoup de difficulté à recevoir la reconnaissance qu'elle recherche parce que, au fond, elle ne croit pas la mériter. Paradoxalement, elle se sent parfois redevable quand on lui accorde de l'importance.

Comme c'est le cas de tous ceux qui sont marqués par une lésion psychique, sa dépendance au monde extérieur

31 EKER T. Harv. *Secrets of the Millionnaire Mind*, New York : Harper Collins Publishers, 2005, p. 60.

« Nous avons confondu attention et amour. Croyez-moi, il est presqu'impossible d'être heureux et de réussir quand on aspire sans cesse à obtenir l'attention. En effet, si c'est l'attention que vous cherchez, vous êtes à la merci des autres. Vous allez finir comme des personnes qui ne cherchent à plaire que pour être approuvées. Quand les gens confondent attention et amour, ils ne s'aiment pas les uns les autres dans le vrai sens spirituel du mot. Ils s'aiment d'une manière égocentrique au sens de "J'aime ce que tu fais pour moi" ».

est ce qui la rend le plus malheureuse. Elle existe en fonction du regard de l'autre et cherche donc, chez cet autre, la cause et la solution à ses souffrances. Elle fera tout pour ne pas le décevoir. Sa blessure est particulièrement souffrante parce qu'elle est liée à son existence même. Aussi, un rien peut facilement la déclencher.

Les déclencheurs de dévalorisation

La valorisation juste est fondamentale en éducation pour développer chez l'enfant la confiance en lui-même, sans laquelle il ne peut croire en sa valeur, et pour susciter sa motivation. Une expérience racontée par Alain Houziaux dans un ouvrage collectif, intitulé : *Peut-on apprendre à être heureux?* le démontre bien. « Dans une école, écrit-il, on divise une classe d'élèves en trois groupes de niveau scolaire équivalent. Et pendant vingt jours, on donne à ces élèves les mêmes devoirs. À la fin de chaque journée, un professeur ramasse les devoirs et les parcourt rapidement en présence des élèves. Mais, pour chacun des trois groupes d'élèves, il adopte une attitude différente. Il fait systématiquement des reproches aux élèves du premier groupe. Il fait systématiquement des compliments aux élèves du second groupe. Et il ramasse sans commentaires les copies des élèves du troisième groupe. Et on constate que le niveau des devoirs du deuxième groupe (ceux des élèves qu'on encourage) s'améliore régulièrement. Au contraire, le niveau des devoirs des élèves du premier groupe (ceux que l'on réprimande), après quelques progrès le deuxième et le troisième jour, décroît rapidement ensuite. Et le niveau des élèves du troisième groupe (ceux vis-à-vis desquels on est indifférent) décline lentement[32]. »

32 Houziaux, Alain. *Peut-on apprendre à être heureux?* Collectif. Paris : Albin Michel, 2005, pp. 269-270.

C'est donc dire que la dévalorisation et la non-valorisation ont des impacts négatifs sur le travail des élèves. À la longue, ceux-ci finissent par perdre leur motivation et par ne plus croire en eux quand ils ne ressentent pas clairement qu'ils ont de la valeur pour leurs éducateurs. Ce manque de confiance en eux-mêmes les rend dépendants du monde extérieur. L'enfant valorisé *de façon juste* ne connaît pas cette dépendance parce qu'il sait qu'il est quelqu'un. L'exemple de mon petit fils Auguste mérite d'être apporté ici.

Âgé de 11 ans, Auguste est un enfant calme et sûr de lui. Il ne se vante jamais. Il ne cherche pas à attirer l'attention non plus, mais il est présent. Je lui disais récemment à quel point j'appréciais sa fiabilité. Il m'a répondu simplement avec un sourire : « Merci grand-maman. » En fait, ce qui a contribué à faire d'Auguste un enfant qui a confiance en lui, c'est notamment le discernement de ses éducateurs qui ont su l'aimer pour ce qu'il est, l'écouter et reconnaître ses forces et ses talents sans le survaloriser. Ils ont su aussi l'aider à accepter ses erreurs et ses faiblesses sans le dévaloriser. Ils ont su lui accorder du temps. Auguste n'est pas un enfant parfait. Il a ses défauts, mais il a le grand avantage de ne pas les nier.

Comme lui, l'enfant écouté et valorisé avec discernement prend ses points de référence en lui plutôt que dans le regard et les paroles des autres. Il n'est pas atteint par les déclencheurs qui blesseraient ceux qui ont souffert de dévalorisation ou d'indifférence. Ces gens sont sérieusement dérangés par les narcissiques, par ceux qui se placent en position supérieure, par les vantards et par tous ceux qui ne leur accordent pas d'attention. Leur principal déclencheur est souvent le manque d'écoute et l'absence de feed-back. Devant une personne qui parle sans écouter, qui ne parle que d'elle-même, qui ramène toujours la conversation sur ses intérêts personnels, ils se sentent sans importance. Inutile de dire que le thérapeute narcissique (qui parle de lui), le thérapeute professeur (qui enseigne sa théorie) ou le thérapeute sauveur (qui donne des conseils) ne leur convient pas du tout. Ils ont davantage besoin d'un aidant qui leur fasse confiance, leur permette de trouver en eux-mêmes les solutions à leurs problèmes et les aide à trouver leur véritable identité sans quoi ils réagiront toute leur vie aux mêmes déclencheurs et nourriront leur blessure.

Les réactions défensives des « dévalorisés »

Si elle n'a pas identifié sa blessure, la personne atteinte par la dévalorisation peut adopter différentes réactions défensives quand elle ne se sent pas importante. Elle peut verser dans l'argumentation pour montrer que l'autre a tort et qu'elle a raison. Elle peut aussi essayer constamment de prouver qu'elle *sait* ou qu'elle *peut* et chercher à impressionner par son apparence, ses possessions ou encore par son statut social. Dans certaines situations, il peut lui arriver de mentir pour être reconnue ou encore de rabaisser les autres et de les calomnier pour se rehausser. Très souvent, elle fera tout ce qui plaît à l'autre, se mettant même à son service pour qu'il garde son regard sur elle. En agissant ainsi, elle néglige ses besoins et réprime ses émotions.

Les émotions et les besoins reliés à la blessure de dévalorisation

L'adulte aux prises avec une lésion psychique profonde en rapport avec la dévalorisation ou l'absence de valorisation est habité par une tristesse de fond qui le poursuit partout quand il n'est pas actif. Cette tristesse se transforme en angoisse lorsqu'il est confronté à son sentiment d'inanité. Sa relation avec ses principaux déclencheurs est parfois troublée par le ressentiment. Il éprouve ce ressentiment envers ceux qui ne lui accordent pas l'importance qu'il attend. Quand il est envahi par la rancœur, il se *victimise* et nourrit parfois des désirs de vengeance. Il peut alors se fermer à l'autre, l'ignorer complètement ou se placer en position de supérieur et lui faire la morale dans le but de le responsabiliser de son vécu et de le changer. Quand il ne prend pas la responsabilité de ce qu'il vit, il perd le pouvoir sur sa vie. Il s'ensuit un manque chronique de confiance en lui et d'amour de lui-même qui se manifestent par de nombreuses peurs. D'abord, il a toujours peur de décevoir et de ne pas réussir, car, dans ce cas, il serait mis devant le néant, le vide qu'il ressent à l'intérieur de lui-même. Comme sa valeur dépend de ce que les autres pensent de lui et de la reconnaissance extérieure, sa peur de décevoir est énorme et il se retrouve constamment déçu. Son besoin d'être reconnu n'a pas de limites.

Ces émotions souffrantes l'empêchent de s'occuper de son besoin pressant d'être écouté attentivement et d'entendre son nom. Ce dont il a le plus besoin, c'est précisément d'un écoutant qui ne l'interrompt pas pour lui parler de lui, qui lui donne des feed-back et qui ne lui prodigue pas de conseils, d'un écoutant présent à 100 %, capable d'empathie et de congruence. Je n'insisterai jamais assez sur l'importance de l'écoute pour aider les personnes intérieurement démolies par la dévalorisation et l'absence de valorisation. Quand elles se sentent écoutées, ces personnes éprouvent le sentiment profond d'être importantes pour l'autre, d'être reconnues, d'être comprises et surtout le sentiment d'exister.

Pour vérifier ce que j'avance, je vous encourage à en faire l'expérience. Si vous connaissez une personne blessée par la dévalorisation ou le manque de valorisation, une personne qui n'est pas consciente de sa valeur, intéressez-vous vraiment à ce qu'elle est. Consacrez-lui de votre temps. Faites-la parler d'elle, écoutez-la avec attention et, surtout, dites-lui ce que vous ressentez par rapport à ce qu'elle vous dit. Si vous avez le sens de l'écoute et du feed-back, vous la verrez renaître sous vos yeux[33]. Si, par contre, vous êtes marqué vous-même par cette blessure, recherchez la compagnie de personnes qui vous accorderont du temps de qualité et qui sauront vous offrir une écoute sans interférence.

Pour montrer la véracité de ce que j'affirme, je vais raconter une expérience bouleversante que j'ai vécue en tant que thérapeute. Cette expérience que j'ai déjà racontée ailleurs m'a profondément touchée. La personne qui me consultait alors était un homme d'environ 35 ans. Lorsqu'il était enfant, cet homme avait été ignoré et dévalorisé par son père. Cette absence de reconnaissance l'avait rendu tellement malheureux qu'il en parlait encore avec beaucoup d'émotions.

Je l'écoutais avec une empathie toute particulière. J'étais tellement rejointe par lui que mes yeux se sont remplis de larmes. Il m'a alors regardée, visiblement très ému, et m'a dit des paroles que je n'ai jamais oubliées : « Toute ma vie j'ai tout fait pour attirer l'attention de mon père, pour avoir de l'importance à ses yeux. J'ai pris de l'alcool et de la drogue. J'ai été décrocheur et délinquant. Tu sais pourquoi ? Pour sentir, ne serait-ce qu'un instant, qu'il était sensible à moi comme tu l'es en ce moment. »

33 Le thème de l'écoute avec feed-back a été bien développé dans mon livre *Vivre en couple et heureux, c'est possible*, Montréal : Éditions du CRAM, 1999, *s.p.*

Ce jour-là, j'ai saisi de l'intérieur de mon être, le pouvoir qu'avait l'écoute empathique sans jugement. J'ai compris surtout que ce qui rendait cette écoute efficace, c'est l'authenticité de l'écoutant, c'est-à-dire sa capacité à montrer et à dire ce qu'il ressent. C'est pourquoi je suis maintenant convaincue que c'est par cette voie, celle de l'écoute empathique avec feed-back authentique, que les personnes blessées par la dévalorisation apprennent petit à petit à prendre conscience de leur valeur. C'est par le moyen d'une écoute sans jugement qu'elles s'ouvrent à l'acceptation de leur blessure et à l'acceptation de ce néant intérieur qui les effraie tant. C'est par elle qu'elles apprivoisent la blessure qui les habite. C'est aussi par cette forme d'écoute qu'elles découvrent que c'est au cœur de cette blessure que se trouve la source de leur transformation. Cette acceptation les ouvre à une nouvelle façon d'exister. Grâce à elle, elles prennent progressivement leurs références en elles-mêmes plutôt que dans le monde extérieur et se rendent compte qu'elles possèdent en elles des ressources insoupçonnées et qu'elles sont habitées par une paix, une sérénité et une capacité d'amour dont elles ne soupçonnaient même pas la présence. C'est aussi ce que peuvent constater toutes les personnes blessées, quelle que soit la blessure qui les afflige. En effet, si les êtres humains affectés par une lésion psychique se distinguent les uns des autres à certains points de vue, ils se rejoignent aussi par une blessure fondamentale qui les rapproche et les caractérise tous.

Résumé : la blessure de dévalorisation

Les causes

- une éducation axée sur le négatif
- l'évaluation dévalorisante
- l'enfant utilisé comme moyen de valorisation pour les parents
- le manque de présence physique ou psychologique des éducateurs principaux
- le manque d'attention et d'écoute

Les caractéristiques

- le sentiment de non-valeur
- la recherche de perfection
- la difficulté à recevoir la reconnaissance
- l'identification aux biens matériels, au savoir, aux apparences, au statut social ou à la maladie
- la difficulté d'affirmation
- l'autodisqualification ou la vantardise
- la dépendance au monde extérieur

Les déclencheurs

- les personnes négatives qui dévalorisent
- les narcissiques
- les « supérieurs »
- les vantards
- les personnes qui n'écoutent pas
- les indifférents

Les réactions défensives

- l'argumentation pour avoir raison
- le besoin de prouver
- le personnage du perfectionniste
- le mensonge
- la calomnie

- le service aux autres pour être aimés
- la fermeture
- la négation des émotions et des besoins

<u>Les émotions vécues par les dévalorisés</u>

- la peur de décevoir
- la peur du vide intérieur
- la tristesse
- le ressentiment

<u>Leurs principaux besoins</u>

- être écoutés
- être valorisés
- se sentir importants
- être aimés

La blessure fondamentale

C'est vraiment au cœur de nous-mêmes que se trouve la voie du soulagement de nos blessures parce que c'est en nous que jaillit la source intarissable d'amour que ne perçoivent plus ceux qui sont profondément blessés. En effet, s'il est une caractéristique commune à toutes les lésions psychiques, c'est bien le manque d'amour de soi et le manque de confiance en soi qui rendent les personnes blessées dépendantes des autres et du monde extérieur. Touchées jusqu'au centre de leurs cellules, elles ne sont plus libres. Comme elles ne s'acceptent pas telles qu'elles sont, elles souffrent de ne pas s'aimer et, par conséquent, de ne pas pouvoir aimer comme elles le voudraient. « L'amour que nous pourrions avoir pour nous-mêmes, c'est l'amour, la compassion et la mansuétude pour cette universelle faiblesse, cette universelle humanité qu'il y a en nous, nous dit Alain Houziaux. Mais c'est aussi l'amour pour ce qu'il y a en nous de semence de vie, de vitalité, de germination et de résurrection. S'aimer soi-même, c'est s'offrir la grâce de vivre et de s'épanouir, tout comme le font les lys des champs qui ne peinent ni ne filent et qui s'offrent et se donnent pour rien, à la beauté de vivre, sans savoir pourquoi, sans quémander pourquoi[34]. »

Mais comment faciliter l'atteinte de cette forme d'acceptation et d'amour de soi qui apaise intérieurement ?

34 Houziaux, Alain. 2005, *op. cit.*, pp. 233-234.

Chapitre 4

Pour faciliter l'acceptation de soi

S'il est un mot tabou que la plupart des gens évitent de nommer, c'est bien le mot « souffrance » comme ce l'était avant Freud pour le mot « sexe ». Nous pouvons dire que nous avons un cancer, que nous avons perdu un être cher, que nous avons été virés, que nous sommes en congé de maladie pour cause d'épuisement professionnel, mais nous ne nous sentons pas à l'aise d'exprimer la souffrance sous-jacente à ces épreuves.

La vérité, c'est que la souffrance fait peur. Nous cherchons à la fuir plutôt qu'à l'accepter. Nous ne voulons pas souffrir, ce qui est très normal. Aussi, quand nous parlons de nos épreuves, nous nous limitons la plupart du temps à raconter les faits qui les entourent ou à blâmer nos déclencheurs. Nous manifestons rarement la douleur psychique qui nous habite, et ce, pour deux raisons importantes. La première réside dans le fait que la plupart d'entre nous sommes très mal à l'aise avec les émotions douloureuses, autant les nôtres que celles des autres. Il est donc très difficile de trouver quelqu'un capable de nous écouter et d'accueillir notre souffrance sans la réprimer puisque nous ne le faisons pas nous-mêmes. Nous ne laissons donc émerger notre peine, notre tristesse et notre découragement que dans des lieux isolés comme la chambre à coucher, la salle de bain ou quelque part dans la nature, là où personne ne peut nous voir ni nous entendre.

La deuxième raison pour laquelle nous n'extériorisons pas nos émotions désagréables est que nous avons honte de notre vulnérabilité et peur de la dévoiler. Nous la jugeons sévèrement comme étant une faiblesse. Nous ne l'acceptons pas parce que nous croyons que nous montrer vulnérables, c'est avouer notre fragilité et risquer d'être blessés davantage. Cette honte et cette peur s'expliquent facilement : devant la réaction défensive bien inconsciente de ceux à qui nous avons révélé notre sensibilité dans le passé, nous nous sommes probablement sentis encore plus seuls et plus abandonnés qu'avant de nous livrer.

Cette réalité nous explique pourquoi des personnes proches de nous physiquement sont parfois loin psychologiquement. Au lieu d'accueillir réciproquement nos émotions douloureuses, nous y répondons par la banalisation, le conseil, la rationalisation, la morale, la généralisation, la théorisation, le jugement, la projection de nos propres expériences, la thérapie sauvage, la prise en charge ou la fuite. Pour ne pas ajouter les sentiments de rejet, d'abandon, d'incompréhension ou de culpabilité à la souffrance déjà vécue, nous la réprimons. Ce faisant, nous nous créons petit à petit des malaises physiques ou psychiques ou des problèmes relationnels qui nous forcent à accueillir, à apprivoiser et à accepter un jour les contenus de la caverne de nos refoulements.

Ce phénomène est maintenant reconnu dans tous les milieux de la santé. Le lien entre la blessure psychologique et la douleur physique a été largement démontré par une multitude d'auteurs. Je n'apporte absolument rien de nouveau ici. Pourtant, même si nous connaissons ce lien, nous continuons à réprimer nos émotions et à chercher un soulagement à nos blessures dans des dépendances de toutes sortes : dépendances aux médicaments, à la nourriture, à la télévision, à l'alcool, à la drogue et surtout dépendances au regard des autres, à leurs opinions, à leur amour et à leur reconnaissance.

Pendant ce temps, les souffrances causées par nos blessures s'accumulent. Ceux qui sont les plus blessés finissent par se trouver aux prises avec une charge de vulnérabilité tellement grande qu'aucune dépendance ne peut en diminuer l'intensité. Envahis par cette vulnérabilité qu'ils jugent et qu'ils rejettent, arrive un moment où ils ne peuvent plus la fuir. Elle les submerge. Comme ils ne s'en sont peut-être à peu près jamais occupés, ils ne savent pas comment y faire face, encore moins comment se libérer du magma d'émotions qu'ils ont trop longtemps et trop souvent refoulées. Ils se sentent noyés dans un océan de troubles intérieurs devant lesquels ils sont dénudés de ressources. De plus, leur état émotionnel suscite en eux des pensées négatives qu'ils n'arrivent pas à contrôler, ce qui les rend encore plus malheureux.

Qui ne se reconnaît pas dans ce portrait ? Qui n'a pas vécu ce sentiment profond d'impuissance quand l'une de ses blessures psychiques a été ravivée par un déclencheur extérieur ou alimentée par son imaginaire ? Qui ne s'est pas demandé quel moyen prendre pour s'en libérer ?

Dans les situations où elles se sentent totalement dépourvus de ressources, certaines personnes baissent les bras et se résignent alors que d'autres se débattent pour survivre. Peu nombreux sont les gens qui savent vraiment comment trouver la paix.

Je ne crois pas qu'il soit possible de trouver, uniquement dans le monde extérieur, une solution durable à la souffrance causée par nos blessures. La paix du cœur et de l'âme a sa source à l'intérieur de nous-mêmes. Pour l'atteindre, nous devons tous traverser des étapes et celles-ci correspondent à celles du cheminement de notre vie. D'ailleurs, **nos blessures ne sont-elles pas des moyens que la vie nous offre pour nous guider vers l'amour de nous-mêmes? Ne sont-elles pas des éclaireurs dans notre recherche de bien-être et de liberté? Ne sont-elles pas des chemins devant lesquels la vie nous place pour faciliter l'acceptation et l'amour de nous-mêmes? Nous avons le choix de nous en servir pour nous construire et nous renforcer intérieurement ou pour nous *victimiser* et nous détruire.** Pour ma part, après m'être débattue, j'ai fini par choisir la première voie parce qu'elle seule me procurait un soulagement durable. Choisir cette voie impliquait que je franchisse les étapes suivantes :

- l'étape du ressenti et de la prise de conscience
- l'étape de l'acceptation
- l'étape du lâcher-prise
- l'étape de la création de soi et de sa vie

La traversée de ces étapes me permet à ce moment-ci de la rédaction de cet ouvrage de répondre aux questions suivantes. Peut-on par l'acceptation de soi soulager la souffrance causée par nos blessures? Si oui, comment faciliter cette acceptation? Je peux dire aujourd'hui sans hésitation à celui qui souffre à cause de ses lésions psychiques que le franchissement de chacune de ces étapes, dans le respect de son rythme et du rythme de la vie qui l'habite, le soulagera. Cela ne signifie pas qu'il ne sera plus jamais blessé ni qu'il ne souffrira plus jamais, mais qu'il aura trouvé en lui les ressources nécessaires pour composer avec sa douleur. S'il s'investit dans ce processus d'acceptation, il saura utiliser ces ressources ici et maintenant pour connaître la paix, la sérénité et la liberté intérieures et pour aimer et s'aimer au-delà de toutes ses blessures.

Pour rendre accessible l'état de bien-être recherché et pour faciliter l'acceptation, nous allons donc parcourir, dans les pages suivantes, chacune de ces étapes en commençant par celle du ressenti et de la prise de conscience.

L'étape du ressenti et de la prise de conscience

> L'*ego dit* : « *Toi, pauvre minable* ! T'*as encore tout foutu en l'air.* T'*as oublié de choisir l'amour.* (…) » *Mais derrière cette voix, il y en a une autre qui dit* : « *Ça va.* T'*en fais pas pour ça. Sois simplement conscient. Tu as fait de ton mieux*[35]. »

Que nos blessures nous fassent retomber toujours dans les mêmes pièges, les mêmes erreurs, ce n'est pas une raison pour nous blâmer, nous disqualifier et nous culpabiliser parce que la plupart d'entre nous tentons sincèrement de faire de notre mieux pour composer avec les souffrances qu'elles nous causent. Ce qui est plus grave, c'est le sentiment d'impuissance qui nous paralyse quand nous sommes profondément touchés. Nous répétons alors inlassablement les mêmes erreurs parce que nous ne sommes pas toujours conscients de ce qui se passe au cœur de notre être. Étant en situation de survie, nous sommes à la merci d'un monde qui trop souvent nous échappe, le monde de nos émotions.

C'est précisément dans ces moments particuliers de détresse que les ressources de l'intelligence rationnelle

35 Ferrini, Paul. 2007, *op. cit.*, p. 81.

peuvent contribuer à ouvrir le chemin de notre libération. Quand elle est bien dirigée et qu'elle n'outrepasse pas ses capacités, la raison a le pouvoir de démystifier une partie importante de la charge irrationnelle qui nous déchire l'intérieur parce qu'elle nous permet d'identifier nos émotions, nos besoins et nos réactions défensives dans les situations où nous sommes déstabilisés par la souffrance. Elle peut contribuer à assurer notre évolution en nous conduisant vers des niveaux de conscience de plus en plus raffinés, de plus ne plus subtils, de plus en plus éclairés, de plus en plus larges. En effet, **tant que nous n'aurons pas mis de la conscience dans la confusion émotionnelle qui nous habite lorsque nous sommes blessés, nous en serons les esclaves et nous n'aurons pratiquement aucun pouvoir sur nos réactions.**

C'est notre responsabilité d'apprendre à utiliser nos facultés rationnelles pour identifier nos douleurs psychiques sans quoi nous agirons comme un cheval débridé qui se lance dans toutes les directions parce qu'il dépend uniquement de ses impulsions. Tant que notre intelligence rationnelle n'aura pas mis des mots sur nos blessures, au moment présent, tant qu'elle n'aura pas fait le lien entre nos émotions, nos besoins et nos comportements, nous chercherons une prise pour nous libérer de nos angoisses et nous éprouverons de la difficulté à nous acheminer vers l'état de paix et de sérénité intérieures que nous voulons atteindre.

Il apparaît bien évident que ce travail de *conscientisation* de ce qui nous habite ne peut se faire si nous ne prenons pas d'abord le temps de nous arrêter pour ressentir notre corps et notre vécu quand nous sommes blessés. **L'écoute des sensations et des émotions est un préalable indispensable à une prise de conscience juste de la réalité profonde.**

Sans cette écoute, nous nous laisserons happer par le monde extérieur. Nous serons alors à la recherche d'une solution sans avoir identifié le véritable problème.

Ressentir d'abord pour ensuite prendre conscience de ce ressenti et le nommer, c'est emprunter le premier chemin pour connaître la paix et la sérénité. Plusieurs moyens s'offrent à nous pour nous aider à mettre des mots sur notre univers irrationnel et pour nous aider à gérer nos ressources rationnelles de façon que soit facilitée la prise de conscience. La classification des blessures telle qu'elles sont décrites précédemment en est un. Elle peut servir de guide dans l'exploration du monde des émotions et des besoins à la condition de ne pas l'aborder comme un moule dans lequel il faut rentrer, mais de la considérer comme une route à emprunter pour nous acheminer par la suite vers nos propres avenues. Par les informations développées ci-dessus à propos des sept blessures psychiques, chacun découvrira ce qu'il a en commun avec d'autres personnes. Cela lui permettra d'identifier ensuite ce qui le rend unique et différent dans *l'ici et maintenant* des situations de sa vie.

Pour mieux intégrer les étapes qui suivent l'écoute du ressenti et la prise de conscience dans le processus de libération intérieure des lésions psychiques, je propose l'exercice suivant :

1. Classez par ordre chacune des blessures précédemment décrites en commençant par celle qui semble vous affecter le plus *en ce moment* et en continuant jusqu'à celle qui vous affecte le moins.
2. Concentrez-vous d'abord uniquement sur la plus affligeante et soulignez dans ce livre – ou encore, prenez en notes – tout ce qui honnêtement vous parle de vous

dans ce que vous lirez à propos des causes, des caractéristiques, des réactions défensives, des émotions et des besoins qui touchent cette blessure profonde qui vous fait souffrir ces temps-ci. Vous pourrez alors appliquer les étapes développées ci-après à cette lésion particulière. En vous concentrant sur une seule blessure à la fois, vous vous sentirez moins envahi par le sentiment qu'elles vous affectent toutes et par l'impression que vous ne saurez jamais par où commencer votre travail d'acceptation.

L'étape de l'acceptation

« N*os expériences mentales et émotives sont une salle de classe dans laquelle nous apprenons à blâmer ou à bénir, à rejeter ou à accepter, à contrôler ou à libérer.* »[36]

L'acceptation résulte d'un choix que nous avons à faire quotidiennement. Elle se développe par la pratique. À moins de l'avoir intégrée à nos vies grâce à notre éducation, il ne nous vient pas spontanément de réagir aux événements désagréables de notre vie par ce moyen comme je l'ai écrit précédemment. Le choix d'accepter *à chaque instant* ce que nous sommes se développe par un apprentissage constant. Mais que veut dire concrètement *s'accepter*, particulièrement en ce qui concerne nos blessures ?

Que veut dire *s'accepter* ?

Je voudrais sincèrement trouver les mots ici et tout au long de cet ouvrage pour que l'acceptation ne soit pas perçue comme une tâche à accomplir, mais plutôt comme un moyen de mieux nous sentir avec nos blessures quand elles nous font souffrir. Il ne s'agit pas de nous imposer

36 FERRINI, Paul. 2007, *op. cit.*, p. 80.

l'acceptation mais de nous ouvrir à l'accueil de nous-mêmes. Je suis tout à fait d'accord avec Marshall B. Rosenberg lorsqu'il dit : « Pensez un moment à toutes les personnes que vous avez entendues dire : "Il faut vraiment que j'arrête de fumer", ou "Il faut vraiment que je fasse plus de sport". Elles passent leur temps à dire ce qu'elles " doivent " faire et, en même temps, à refuser de le faire, parce que l'être humain n'est pas de nature soumise. Nous ne sommes pas faits pour obéir aux ordres des "je dois" et des "il faut", qu'ils viennent de l'extérieur ou de l'intérieur de nous-mêmes. Et si nous nous plions et nous soumettons à ces exigences, l'énergie que nous y consacrons est dépourvue de toute joie, porteuse de vie[37]. »

Personne n'est *obligé* de s'accepter. Comme je l'ai dit précédemment, l'acceptation résulte d'un libre choix. Ce livre se veut donc plutôt une invitation à nous ouvrir à l'expérience de l'acceptation parce que seul le vécu *présent* ressenti par cette expérience peut nous inciter à l'intégrer de plus en plus dans notre quotidien. Il ne s'agit donc pas de nous faire violence pour obéir à un *il faut que*, mais de sentir en nous un bien-être profond chaque fois que nous acceptons ce que nous sommes, spécialement dans les moments difficiles de notre vie.

La véritable acceptation de soi n'a, de toute façon, rien à voir avec le forcing. Elle est, au contraire, *absence d'effort* parce que s'accepter, c'est cesser de se battre contre soi-même, cesser de se faire violence, cesser de se demander la perfection. S'accepter, c'est tout simplement être soi *ici et maintenant*. C'est donc arrêter de mettre l'accent uniquement sur le manque ou sur le désir d'être autrement. S'accepter,

37 ROSENBERG, Marshall B. *Les mots sont des fenêtres (ou des murs). Introduction à la communication non violente*, Saint-Julien-en-Genevois : Jouvence, 1999, p. 166.

c'est pouvoir se dire : « Ce que je suis en ce moment, c'est correct. » Si un changement s'impose, il se fera beaucoup plus facilement s'il est fondé sur une réalité présente assumée plutôt que sur un déni ou un rejet de cette réalité, ou encore sur une idéalisation de soi complètement déconnectée de ce que nous sommes.

Cela dit, accepter nos blessures ne veut surtout pas dire s'y complaire et s'identifier à elles. La marge peut être très étroite entre l'acceptation et la complaisance. **Nous ne sommes pas nos blessures. Nous sommes des êtres blessés, ce qui est bien différent.** S'identifier à nos lésions psychiques, c'est exister par elles, c'est s'en servir pour se donner de l'importance. « On m'a blessé moi. » « La souffrance psychologique, nous dit Leclerc, est toujours une forme de narcissisme. Nous contemplons notre image douloureuse et nous en rajoutons en nous identifiant à toutes sortes de pensées culpabilisantes ou déprimantes, et ce, parfois, jusqu'à la limite de la complaisance[38]. »

L'identification à nos blessures représente un des plus grands obstacles à l'acceptation. Quand nous nous confondons avec nos lésions, quand nous fusionnons avec elles, nous ne pouvons nous en détacher suffisamment pour prendre conscience de ce qu'elles produisent à l'intérieur et à l'extérieur de nous-mêmes. De plus, quand nous nous identifions à elles, nous nous donnons une importance démesurée croyant que nos déclencheurs sont des monstres pour *avoir osé* nous faire souffrir.

En réalité, la blessure n'est pas ce que nous sommes. Elle est la route à suivre pour contacter le meilleur de nous-mêmes. Nos déclencheurs sont accidentels. Ils sont les bergers de notre libération. Les voir ainsi nous permet

38 Leclerc, Claude. *Le tunnel et la lumière*, Montréal : Éditions du Roseau, 2006, p. 61.

d'accepter notre réalité intérieure plus facilement et de faire confiance à la souffrance parce qu'elle a toujours quelque chose à nous apprendre. « Votre souffrance est votre enfant intérieur, nous dit Claude Leclerc, votre petit frère, votre propre sœur. Ouvrez-lui votre cœur. (...) Elle n'est qu'un écran qui vous cache le paradis.[39] »

Cette perception de la douleur psychique causée par nos blessures facilite l'acceptation et les allège soudainement. Pour illustrer ce propos j'emprunterai une anecdote racontée par Leclerc et vécue par le père Raymond Bujold, alors missionnaire en Inde : « Un jour, un petit garçon de six ou sept ans arrive à mon dispensaire avec son frère de neuf ou dix ans sur ses épaules. Surpris par tant de courage, je lui demande : "Il doit être très lourd à porter, tu es tout petit?" Et le petit de répondre . "Non, il n'est pas lourd, c'est mon frère." »

Quand j'ai lu cette anecdote, j'ai été tellement touchée que j'ai pleuré. J'ai alors compris pourquoi l'acceptation était si proche de l'amour. J'ai aussi compris qu'elle ne change pas la réalité, elle l'allège. Elle la rend beaucoup plus supportable dans les moments difficiles. L'acceptation n'est pas une fin, mais un commencement. Quand nous nous acceptons vraiment, quand nous cessons de juger telle ou telle partie de nous-mêmes que nous n'aimons pas, nous continuons notre route avec moins de poids sur nos épaules. Nous empruntons de nouveaux chemins. Et quand nous marchons sur les mêmes sentiers qu'auparavant, nous les voyons différemment. Ils nous paraissent beaucoup moins arides et nous avons le sentiment de les franchir avec plus de souplesse et plus de grâce. Parce que l'acceptation est en lien direct avec l'ici et maintenant, nous sommes alors

39 Leclerc, Claude. 2006, *op. cit.*, pp. 49 et 58.

davantage présents à ce qui est et moins préoccupés par *ce qui a été* et *par ce qui sera.*

S'accepter c'est *dire oui* à chaque instant à tout ce que nous sommes. Cependant, l'expression *ce que nous sommes* est large et certains peuvent se demander ce qu'elle implique concrètement. La question simple qui se pose alors ici est la suivante : quoi accepter de ce que nous sommes ?

Quoi accepter ?

Pourquoi centrer l'acceptation de soi sur les blessures ? Nous ne sommes pas que des personnes blessées physiquement ou psychiquement. Nous sommes tellement plus grands que nos lésions psychiques. Cependant, comme elles nous font parfois énormément souffrir, elles prennent beaucoup de place dans nos vies et elles accaparent souvent une partie importante de notre énergie vitale. Elles peuvent même bloquer notre évolution intérieure si nous nous identifions à elles ou que nous les combattons. De plus, elles empoisonnent nos relations. Pour ne plus en être prisonniers, il vaut donc la peine que nous en prenions conscience et que nous les acceptions lorsqu'elles se manifestent *ici et maintenant.*

De surcroît, comme il est plus facile d'accepter les parties de nous que nous approuvons et qui ne nous font pas mal ou que nous ne jugeons pas honteuses, notre tendance naturelle est plutôt de chercher des moyens pour faire disparaître celles que nous n'aimons pas. C'est le cas pour nos blessures. Aussi, pour créer une ouverture à l'acceptation de ces parties-là, je vous propose de transformer complètement vos comportements et vos attitudes devant la souffrance causée par vos lésions psychiques. Au lieu de la fuir, de vous identifier à elle, de vous y complaire ou de la combattre, je vous encourage à la regarder en face et à l'accueillir à bras ouverts sans lui résister. Cette nouvelle attitude suppose que vous vous pratiquiez à accueillir inconditionnellement *ici et maintenant* votre vulnérabilité, vos besoins, votre corps et même votre manque de respect envers vos blessures psychiques. Cette pratique, si vous l'adoptez *à chaque instant*, changera votre vie.

L'acceptation de la vulnérabilité

L'acceptation est présence. C'est donc dire que tout le cheminement vers un mieux-être intérieur ne peut s'accomplir qu'ici et maintenant. Lorsque je parle de la caverne du refoulé, je ne vous encourage pas nécessairement à reculer dans le passé pour ramener à votre conscience les faits qui sont à l'origine de votre souffrance présente. Ce seul rappel des faits vous ferait aborder cette souffrance uniquement de façon intellectuelle et vous encouragerait à la victimite. De cette manière, vous *sauriez* pourquoi vous êtes malheureux, mais vous n'apprendriez jamais à être sereins. Pour trouver un soulagement et vous libérer du passé, vous n'avez pas besoin non plus d'aller vers vos émotions refoulées puisqu'elles viendront vers vous d'elles-mêmes lorsque vous serez déclenchés par une personne, une situation ou par les pensées qui rappellent à votre mémoire inconsciente la souffrance vécue dans le passé.

Le soulagement ne se réalise donc que dans le moment présent, car ce n'est que dans l'ici et maintenant que nous ressentons dans tout notre être ce qui nous blesse. Aussi, ce n'est pas en analysant les douleurs psychiques du passé que nous apprendrons à composer avec elles quand elles nous déchirent. Il ne nous suffit pas de savoir que nous sommes vulnérables et de savoir ce qui nous rend

vulnérables pour nous soulager de la souffrance que nous vivons ici et maintenant lorsque nous sommes touchés aux endroits précis que sont nos tendons d'Achille. Nous n'apprenons pas à nager ou à conduire une voiture seulement en lisant les manuels d'instruction. C'est par l'expérience vécue que nous intégrons nos savoirs, non pas par la seule connaissance. C'est aux moments précis où nous sommes blessés que nous avons la possibilité d'apprendre à *composer avec* notre vulnérabilité, à la démystifier, à bénéficier de toutes les ressources qu'elle renferme et, par conséquent, d'apprendre à l'aimer. En vivant pleinement le moment présent, l'occasion nous est offerte de découvrir que la sensibilité acceptée constitue une force exceptionnelle de profondeur et de créativité. Plus nous sommes sensibles, si nous assumons pleinement, dans l'ici et maintenant, cette merveilleuse caractéristique de notre nature humaine, plus nous pouvons être proches du divin en nous.

C'est en accueillant l'humain en nous, c'est-à-dire notre corps et nos émotions, que s'ouvre la porte de l'âme et que nous trouvons la paix. Tant que nous luttons contre ce que nous sommes comme êtres humains, nous restons prisonniers du mental et du monde extérieur. Ces mondes nous gardent dans la souffrance si nous n'utilisons pas ce qu'ils déclenchent en nous pour tourner notre regard vers l'intérieur. Croyez-moi, pour celui qui a réussi à l'accepter non pas rationnellement, mais dans son cœur, la vulnérabilité est un don pour créer la vie en nous et autour de nous.

Mes propos ne découlent pas uniquement de mes savoirs. Toute ma vie, comme je l'ai écrit ailleurs, j'ai été aux prises avec une sensibilité tellement intense, une sensibilité qui m'a fait tellement souffrir que je me sentais impuissante devant elle. J'ai mis des années à l'accepter. Je ne vous dis pas que je n'ai pas encore parfois le réflexe de chercher à la faire disparaître quand la douleur est trop forte, mais j'arrive maintenant beaucoup plus facilement et beaucoup plus rapidement à l'accueillir quand elle me possède. Le sentiment de bien-être intérieur que me procure l'acceptation me facilite toutefois l'ouverture aux messages de mon cœur. De plus, je peux affirmer aujourd'hui que je dois toutes les réalisations et toutes les créations de ma vie, en grande partie, à ma sensibilité et surtout à ce que j'ai fait avec elle. Elle est, avec mon corps, mon guide humain vers la lumière de mon âme. Chaque fois que je l'accepte, je me sens unifiée au lieu de me sentir déchirée.

Ce sentiment d'unité vient de l'expérience de la conjugaison de mes forces humaines et de mes forces spirituelles. Je me sens alors légère. Plutôt que de nager dans le doute perpétuel, l'indécision et le manque de conscience et de confiance, j'avance alors avec une grande sécurité parce que je sais de l'intérieur, par le ressenti global, que je suis sur le bon chemin. **Rejeter notre vulnérabilité, c'est donc rejeter nos ressources créatrices ainsi que la partie divine en nous qui en déclenche les manifestations.** Par contre, l'accepter, c'est accueillir ici et maintenant la peur, la colère, la peine, la tristesse et toutes les autres émotions sans s'y complaire. « … lorsqu'une tristesse se présente, nous dit le Dr Jalenques, la seule chose à faire… c'est d'être triste et de s'abandonner à ce qui est là. (…) Accepter la souffrance est bien plus beau que de la réprimer, car c'est une expérience plus riche, plus intense[40]. »

Nos zones de fragilité, ai-je pour ma part écrit dans mon journal du 4 *janvier* 2005, *nous rappellent que nous sommes humains et sont là pour nous rapprocher du divin. Il est souhaitable de les*

40 Jalenques, Dr Étienne. 2006, *op. cit.*, p. 81.

accueillir et de les prendre comme des cadeaux de la vie, comme moyens pour nous rapprocher de l'intérieur, c'est-à-dire de la paix et de l'amour. Plus je rejette et juge ces zones ici et maintenant, plus je m'éloigne de la dimension spirituelle qui me constitue. Petit à petit, j'apprends à dire « oui » et c'est le seul moyen efficace que j'ai trouvé pour les apprivoiser.

- *Oui je ressens de la colère en ce moment et c'est correct.*
- *Oui je ressens de la tristesse et c'est correct.*
- *Oui je ressens une grande peur d'être humiliée et jugée et c'est correct.*
- *Oui je me suis victimisée et c'est correct.*
- *Oui j'ai peur d'être critiquée parce que j'ai critiqué et c'est correct.*

Je nourrissais une fausse croyance par rapport à ma vulnérabilité et c'est ce qui m'empêchait de l'accepter. J'avais le sentiment qu'elle était la preuve que je n'étais pas évoluée spirituellement. J'ai mis du temps à comprendre que c'était le contraire. En réalité, elle n'était pas le signe d'un manque d'évolution spirituelle mais représentait plutôt un moyen qui m'était donné pour faciliter cette évolution.

Nous savons tous que nous sommes humains et, par conséquent, que nous sommes imparfaits. Nous le disons d'ailleurs sans ambages avec toute la conviction et la simplicité du monde. Cependant, quand nous sommes coincés dans une situation souffrante, que nous vivons des émotions honteuses ici et maintenant et que nous réagissons d'une manière désagréable, nous avons du mal à accepter notre imperfection. Dans ces moments-là, certains responsabilisent les autres de leur vécu et de leurs réactions alors que d'autres se blâment et se culpabilisent eux-mêmes.

En vérité, nous possédons tous des zones que nous considérons comme des faiblesses ou des défauts, des zones que nous jugeons plus ou moins sévèrement. Nous les jugeons parce que nous sommes convaincus, consciemment ou inconsciemment, qu'elles sont inacceptables et qu'on ne nous aimera plus si nous les dévoilons. Ces zones particulières méritent notre attention chaleureuse.

C'est, notamment, la non-acceptation de certaines de ces zones qui m'a rendue malade. Durant une longue partie de ma vie, j'ai rejeté et jugé toute une partie de moi par peur d'être humiliée, jugée et par peur de décevoir. « En hébreux, le mot "malade" (mahala) signifie "tourner en rond", écrit Christiane Singer dans N'*oublie pas les chevaux écumants du passé*. Le malade est celui qui tourne en rond, qui s'est rendu prisonnier de lui-même, qui s'est mis en enfer-mement[41]. »

Je me suis effectivement mise en enfer-mement et je me suis rendue prisonnière de moi-même par la non-acceptation de ma vulnérabilité. J'ai bloqué mon énergie vitale en tentant de cacher l'intensité de ma rancœur, de ma honte, de mon sentiment d'humiliation, de ma peine et de mes peurs. J'ai agressé mon corps en lui imposant mes refoulements. Je l'ai épuisé en luttant contre certaines de mes émotions et de mes défensives. Je l'ai rendu malade parce que je n'ai pas accueilli ce que j'étais à chaque instant avec compassion. Je suis restée enfer-mée dans des fonctionnements qui ont détruit progressivement mon cœur et qui ont fermé mon âme à l'amour de moi et, par conséquent, à l'amour divin. Croyez-moi, la vulnérabilité causée par les blessures n'est pas un fardeau, mais une richesse à aimer au même titre que les besoins qui l'accompagnent.

41 Singer, Christiane. N'*oublie pas les chevaux écumants du passé*, Paris : Albin Michel, 2007. p. 85.

L'acceptation des besoins

Chaque blessure résulte de besoins non satisfaits. Il peut s'agir des besoins d'être aimé, valorisé, accepté, écouté ou sécurisé ; des besoins d'appartenance, de relation, de liberté ; du besoin d'aide ou des besoins de paix et de sérénité intérieures. Tous nous avons connu, enfant, et au cours de notre vie, la frustration de ne pas avoir été reçus, et ce, à plusieurs reprises, dans l'expression directe ou indirecte de ces besoins. Malgré leur amour et leur bonne volonté, nos parents avaient des limites. Nous avons donc appris à réagir à nos frustrations par l'un ou l'autre des moyens suivants : en sollicitant constamment leur attention ou en tentant de nous débrouiller seuls. Dans les deux cas, la conséquence est la même : ignorant nos véritables besoins, nous réagissons parfois d'une manière défensive à nos manques intérieurs non identifiés.

Pour souligner l'importance de l'identification et de l'acceptation des besoins quels qu'ils soient, j'apporterai un seul exemple, celui du touchant témoignage d'une personne – que j'appellerai Diane – qui souffrait d'une blessure profonde causée par la dévalorisation et la non-valorisation. Je vous le communique avec sa permission en essayant de demeurer le plus fidèle possible à son récit.

> *Je n'existais pas. J'oubliais mes propres besoins que je ne connaissais pas d'ailleurs. J'étais plutôt en situation de survie tellement j'étais angoissée par la peur de ne pas être importante pour les autres. J'avais toujours le sentiment de ne pas exister, de n'être* RIEN. *Le besoin de me sentir quelqu'un était tellement fort que j'en voulais à ceux qui ne me remarquaient pas. Dans ces cas-là, j'avais envie de couper la relation avec eux me disant que, de toute façon, ils n'en valaient pas la peine. Je jouais à l'indifférente leur faisant subir en pire le mal que je présumais qu'ils me faisaient.*

J'en voulais, par exemple, à mon ami Vital d'être arrivé en retard pour dîner et d'être parti tout de suite après avoir mangé, comme s'il avait été au restaurant. Je ne lui ai pas dit mon malaise parce que j'en avais honte.

Pourquoi était-ce si capital de me sentir importante ? Je savais bien que ce besoin venait de mes expériences passées, mais le fait de le savoir ne soulageait en rien ma souffrance. J'étais tellement habitée par le manque que je ne voyais même pas que je prenais mon sentiment d'exister uniquement dans le regard des autres.

Pour dissiper un peu ma douleur, j'ai versé dans le faire et l'activisme. Je croyais trouver la paix dans la recherche de reconnaissance extérieure jusqu'au jour où je me suis vue seule et déprimée avec un sentiment profond que je ne valais rien. De plus, j'avais une telle honte de mon vécu que je ne voulais surtout pas que quelqu'un découvre mon besoin de me sentir importante pour les autres, mon besoin insatiable de reconnaissance. J'avais honte de ma dépendance et honte d'être possédée par ce besoin dont la satisfaction ne comblait en rien mon vide intérieur. J'étais un puits sans fond que rien ne remplissait et j'étais paralysée par un tel sentiment de laideur par rapport à moi-même que je n'arrivais pas à demander de l'aide.

J'étais dans cet état de découragement quand ma sœur m'offrit en cadeau d'anniversaire un livre dont la lecture m'a ouvert les yeux. En le lisant, non seulement j'ai commencé à me découvrir et à me comprendre, mais j'ai surtout compris que j'étais responsable de ce que je faisais avec mon sentiment de non-valeur et mon besoin d'exister. J'ai vu que, en me centrant uniquement sur les besoins des autres pour ne pas être blessée, je m'annihilais complètement. J'entretenais donc moi-même mon vide intérieur et je perdais tout mon pouvoir. Quand je vivais du ressentiment, par exemple, je donnais énormément d'importance au déclencheur et pas du tout à moi-même. Je me faisais du tort en nourrissant des pensées négatives. Mon *besoin insatisfait devenait porteur de malheur. Il tuait ma joie et me maintenait dans une tristesse permanente.*

Apprendre à exister et à m'affirmer fut une démarche très longue qui n'est pas encore terminée. Elle a passé par l'acceptation de mon besoin de reconnaissance et par l'acceptation de l'intensité de ma vulnérabilité, de mes peurs du rejet, de l'abandon, de l'humiliation et surtout, de ma peur de manifester ma présence. Elle a passé par l'acceptation de ma blessure de dévalorisation.

Ma démarche a été marquée par des moments difficiles. J'ai dû me départir de mon rapport défensif à la spiritualité. Je tentais d'être en relation avec Dieu en niant totalement ma vulnérabilité et mon besoin de me sentir importante. J'ai cru que ma foi en un Être supérieur allait dissoudre complètement et définitivement mes angoisses. J'essayais de toutes mes forces de dépasser ma souffrance et mes besoins par une pratique spirituelle rationalisée et désincarnée. J'étais loin de me douter que ce serait en accueillant pleinement, sans le juger, mon besoin d'être importante pour les autres que je remplirais mon vide intérieur et que je trouverais la paix, la sérénité et l'amour de moi. J'étais loin de me douter que mon sentiment de valeur et ma liberté intérieure résidaient dans l'acceptation de ce que j'avais toujours rejeté en moi et que cette acceptation m'ouvrirait sur une expérience spirituelle profonde et authentique comme je n'en avais jamais connue auparavant.

Pour trouver cette paix, j'ai finalement dit " Oui " :

- *Oui, en ce moment, j'ai besoin de me sentir importante.*
- *Oui, ici et maintenant, j'ai besoin de la reconnaissance des autres.*
- *Oui, présentement, j'ai le réflexe défensif de blâmer mon conjoint parce qu'il ne satisfait pas mon besoin.*

Cette acceptation, qui n'a rien à voir avec la résignation, la *victimite* et la complaisance, ouvre une porte à des changements favorables. Quand vous êtes déclenchés dans l'ici et maintenant, quelles que soient vos blessures, je vous encourage donc à identifier et à accepter vos besoins. Cette attitude entraînera des changements durables et vous guérira de l'habitude à responsabiliser vos déclencheurs quand vous êtes blessés. Je vous encourage à agir de la même manière avec tout ce qui concerne votre corps.

L'acceptation du corps

Lorsque le travail d'identification et d'acceptation n'a pas été accompli, les effets de la souffrance causée par les blessures psychiques se manifestent un jour ou un autre dans le corps physique. Lutter contre « ce qui est » cause des tensions qui, on le sait, nuisent à la circulation normale de l'énergie et à la santé. Le corps est notre principale porte d'entrée sur l'âme. Lorsque nous ne l'acceptons pas tel qu'il est, nous restons sur le palier du temple parce que le passage qui mène vers l'intérieur est bloqué. À ce sujet, voici ce que je lis dans mon journal du 8 mars 2000.

Les transformations de mon corps causées par la maladie ne sont pas toujours faciles à accepter, surtout qu'à elles s'ajoutent en même temps les effets du vieillissement. Le manque d'énergie, la fatigue, la douleur de même que ce corps décharné qui n'inspire plus le désir est loin de me procurer du plaisir. De plus, j'accepte difficilement le fait d'être malade. Dans mon expérience de vie, j'ai associé le mot " maladie " à " faiblesse ". Pour moi, la maladie appartenait aux faiblards, aux irresponsables, aux manipulateurs et aux victimes. Il ne fallait surtout pas être malade. Très jeune, j'ai commencé à la considérer comme le moyen de pouvoir des faibles. Il va sans dire que je n'ai jamais voulu de sa présence dans ma vie surtout qu'elle me dérobe le corps ferme et sensuel qui faisait que je me sentais une femme, une femme agréable à regarder, une femme désirable et très fière de sa féminité. C'est la conviction profonde que je vais rapidement guérir qui m'aide à composer avec une réalité que j'accepte comme une situation temporaire. À ce moment-ci, je suis loin de l'acceptation inconditionnelle.

Je me rends compte en me relisant que cette maladie que j'ai tant cherché à éliminer a été pour moi vraiment bénéfique. C'est paradoxalement parce qu'elle a refusé de partir que j'ai appris à *accueillir ce qui est* plutôt que de me battre pour que ce soit autrement, comme je l'avais fait dans le passé. Aujourd'hui, quand je me lève le matin avec un corps qui me fait mal, j'accueille de plus en plus facilement la souffrance avec tendresse et je l'offre pour le bonheur de ceux que j'aime et pour le soulagement de ceux qui souffrent. Cet accueil, quand je le pratique, me libère automatiquement des tensions causées par la résistance et de la lutte aveugle pour me sentir mieux. Je trouve beaucoup plus de bien-être dans mon corps et dans mon être quand j'accepte la réalité ici et maintenant que lorsque je me bats avec acharnement pour la fuir. Le temps d'arrêt de la pensée et de l'action que requiert l'acceptation me fait du bien. Il me permet d'être présente à mon ressenti et à mon intuition et de les voir comme des moyens efficaces pour m'indiquer sans effort des pistes de soulagement. Mes actions sont alors plus appropriées à mes véritables besoins que celles que j'accomplis quand je me lance à la recherche de solutions sans passer par la voie de l'acceptation.

C'est le corps qui m'a fait accomplir ce cheminement. Dire qu'il n'est pas important et que seules importent l'âme et la vie intérieure est faux si je me fie à mon expérience.

Nous ne sommes pas qu'un corps, c'est vrai, mais nous ne sommes pas qu'une âme non plus. « En Orient comme en Occident et au cours des siècles, d'innombrables personnes ont essayé de trouver Dieu, le salut ou l'illumination par la négation du corps, nous dit Eckhart Tolle. Ceci s'est manifesté par la négation du plaisir des sens, de la sexualité en particulier, par le jeûne et d'autres pratiques drastiques. Les gens s'infligeaient même des châtiments corporels pour essayer de punir ou de faire taire leur corps, qu'ils considéraient comme un péché. Dans le christianisme, on a appelé cela la mortification de la chair. D'autres ont tenté d'échapper à leur corps en se mettant en état de transe ou en essayant d'en sortir. (...) Chose certaine, personne n'a jamais connu l'éveil spirituel en niant le corps, en se battant contre lui ou en sortant de lui (...) car c'est dans cet " habitacle " que le travail fondamental de la transformation s'effectue et non pas loin de lui[42]. » Le corps est là, présent, et, à cause du phénomène de globalité, il nous rappelle constamment à lui lorsque nous le négligeons.

Grâce à la persistance des symptômes du lupus, j'ai, petit à petit, accepté de faire le deuil d'un corps jeune et en santé et ce, sans me résigner. J'ai appris à accepter sa nouvelle mission, à aimer de plus en plus mon corps tel qu'il était et surtout à le respecter dans ses besoins et dans ce que j'avais contribué à le faire devenir par mon manque d'écoute de ses limites.

Entre la naissance et la mort, le corps change. Il passe par différentes étapes de croissance qui le transforment et par des expériences qui le modifient constamment. Certaines métamorphoses, plus prévisibles, se produisent lentement et progressivement alors que d'autres surviennent

42 Tolle, Eckhart. *op. cit.*, p. 109.

sans que nous soyons préparés à les recevoir. Quoi qu'il en soit, les marques laissées sur le corps et dans le corps par les étapes et les expériences de la vie nous font beaucoup moins souffrir quand nous les acceptons. Au lieu de nous en plaindre ou de les combattre, nous pouvons alors les utiliser comme des moyens de transformation intérieure. Nous pouvons dire : « Oui, j'accepte ce changement sans me résigner et je m'en servirai pour créer ma vie. » C'est ce « oui » qui nous transforme et qui met du baume sur nos blessures parce qu'il nous invite à nous aimer, à nous occuper enfin de la partie de nous qui a été vivement blessée et que nous avons trop souvent abandonnée.

L'acceptation du manque de respect que nous avons pour nos blessures

Nous sommes de bien mauvais parents par rapport à nos propres souffrances. Trop souvent, lorsque nous sommes blessés, nous nous acharnons à blâmer nos déclencheurs plutôt que de prendre soin de nous. Nous les accusons de tous les défauts et de toutes les erreurs du monde alors que notre cœur meurtri a tant besoin de notre respect et de notre attention. Nous ne pouvons imaginer abandonner notre fils ou notre fille en souffrance pour nous acharner sur celui qui l'a blessé, et pourtant, c'est ce que nous nous infligeons continuellement. Nous perdons ainsi le contact avec notre vérité intérieure et, par conséquent, nous perdons le contact avec nos ressources.

Respecter nos blessures suppose que nous nous en occupions, c'est-à-dire que nous restions présents à notre corps et à notre vécu quand elles sont ravivées plutôt que de nous occuper à responsabiliser nos déclencheurs. « *The blame is one of the clouds obscuring your inner happiness*, écrit Shimoff[43]. (...)

43 SHIMOFF, Marci. « *Happy for no reason.* » New York : Free Press, 2008, p. 65.

Rather than asking: Who's to blame? start asking What can I learn from this? What is the gift in this for me[44] ? »

Le plus grand cadeau que nous pouvons nous offrir lorsque nous restons présents à ce qui se passe en nous quand nous sommes blessés est de découvrir que, derrière chaque affection traitée avec tendresse et acceptation, se trouve un puits de paix, de sérénité et d'amour. « C'est dans cette part blessée de nous-mêmes – dont nous avons le courage et l'humilité de prendre soin – que se trouve la source de la guérison pour nous et pour les autres[45] », écrit Lytta Basset. Cette auteure remarquable qui a vécu l'une des plus grandes épreuves que puisse connaître un être humain – le suicide de son fils aîné – nous montre, dans son dernier livre consacré à ce sujet, que c'est en respectant nos blessures et en s'en occupant jour après jour, que la libération intérieure s'accomplit progressivement.

Notre blessure est semblable à un enfant blessé. Elle a besoin de notre présence pour être soulagée. Aussi, nous ne devons jamais la délaisser quand nos lésions intérieures sont réanimées. Nous devons, au contraire, assurer une présence soutenue, chaleureuse et aimante à notre douleur. C'est d'ailleurs ce que nous dit aussi Leclerc : « ... quelles que soient les circonstances extérieures qui déclenchent la souffrance, il faut aller rencontrer votre tourment, le rencontrer intimement (...). Rencontrez votre souffrance comme on rencontre une amie, jusqu'à ce que la tempête (...) se calme un peu, jusqu'à ce que vous trouviez un peu de paix[46]. »

---

44 Le blâme est un des nuages qui obscurcit le bonheur (...) Au lieu de vous demander : Qui est à blâmer ?, demandez vous plutôt : Qu'est-ce que je peux apprendre de cela ? Quel est dans cela le cadeau pour moi ?

45 Basset, Lytta. 2007, *op. cit.*, p. 216.

46 Leclerc, Claude. 2006, *op. cit.*, p. 186.

Je peux personnellement témoigner de la véracité de cette affirmation. Pendant une grande partie de ma vie, j'ai été une championne de la fuite. Il m'a fallu connaître des angoisses insupportables pour comprendre que si j'avais quelque chose à changer ce n'était pas d'essayer de fuir mes blessures, mais de les accepter et de m'en occuper en étant entièrement présente à mon corps et à ma douleur quand elles se présentaient. C'est le moyen le plus efficace que j'ai trouvé pour me sentir bien. Aujourd'hui, quand j'ai mal, je perds beaucoup moins mon énergie à me torturer davantage en responsabilisant le monde extérieur ou en cherchant frénétiquement en dehors de moi des solutions à mes souffrances. Je me tourne beaucoup plus rapidement qu'auparavant vers mon cœur parce que je sais qu'il est le lieu de ma véritable libération.

Cette approche de la douleur psychique causée par nos blessures s'oppose à celle que nous adoptons la plupart du temps. En effet, en accusant nos déclencheurs et en nous victimisant comme nous le faisons, nous fuyons notre réalité profonde au lieu d'y faire face. De cette manière, nous nous éloignons constamment de nos besoins réels et de nos ressources intérieures.

Nous sommes des enfants prodigues. Nous errons hors de notre foyer pour trouver le bonheur. Tant que nous ne reviendrons pas chez nous, nous resterons des vagabonds coupés de leurs racines spirituelles. Quand nous serons bien ancrés à l'intérieur de nous-mêmes, peu importe où nous serons dans le monde extérieur, nous nous sentirons stables, solides, en sécurité et en paix. Nous connaîtrons une expérience qui facilitera le lâcher-prise parce que celle-ci nous donnera confiance en nos ressources les plus profondes.

L'étape du lâcher-prise

J'ai déjà assez parlé du lâcher-prise dans les chapitres antérieurs pour que vous sachiez qu'il s'applique à tout ce qui a été, à tout ce qui est et à tout ce que nous sommes, en particulier quand nous sommes blessés. Je le rappelle, lâcher prise, c'est passer le relais à la partie irrationnelle ou divine en nous quand nous sommes confrontés aux limites de la partie rationnelle et aux limites du corps. « Lorsque j'ouvre mon cœur à la présence invisible, nous dit Ferrini, je sens qu'elle se joint à moi. Je sens qu'elle m'aide à me relever. Je sens qu'elle se tient à mes côtés, qu'elle marche avec moi et guide mon parcours[47]. » **Le problème réside dans le fait que, lorsque nous sommes blessés, nous voulons tout contrôler, tout prendre en charge parce que nous ne voulons pas souffrir et que nous ne faisons pas confiance à cette partie de nous que j'appelle la partie divine. Tout ce que nous avons à faire pour que cette partie divine se manifeste, c'est d'ouvrir notre cœur à l'invisible. Pour y arriver, il suffit d'arrêter de penser et de *faire*, et d'écouter le silence. Tant que nous ne ferons pas cette expérience, nous croirons difficilement en ses bienfaits.**

Pour ceux qui sont rébarbatifs à l'idée du divin, je propose de remplacer le mot *Dieu* par un autre mot comme, par exemple, *intelligence irrationnelle*, *intuition* ou *guide intérieur*. Il importe que chacun trouve un terme qui ne bloque pas son ouverture à cette merveilleuse expérience libératrice de stress et d'impuissance qui apporte la paix instantanément, l'expérience que procure la foi en nos ressources spirituelles.

Lâcher prise ne signifie pas compter sur un Dieu extérieur qui prendra en charge les souffrances causées par

47 Ferrini, Paul. 2007, *op. cit.*, p. 99.

nos blessures. Le faire serait aussi stérile que d'attendre que nos parents, nos enfants, notre conjoint ou nos amis prennent la responsabilité de nous soulager. Dieu n'est pas une bouée de sauvetage, un objet auquel on s'accroche désespérément dans la souffrance. Le voir ainsi c'est rester dépendant et cela ne peut que nous attirer de la déception. Il n'est pas non plus un refuge que nous pouvons utiliser pour fuir notre réalité. Il est une force intérieure, une énergie universelle, une ressource qui nous constitue et sur laquelle nous pouvons toujours compter quand nous cessons de vouloir tout régler rationnellement.

Seul celui qui a appris à conjuguer ses forces rationnelles avec ses forces spirituelles et qui sait quand et comment faire appel aux unes et aux autres selon les situations, peut vraiment bénéficier des effets du lâcher-prise. Celui-là ne s'en remettra plus uniquement aux autres ni à un Dieu extérieur et inaccessible quand il est blessé. Il comptera surtout sur lui-même, c'est-à-dire sur ses ressources visibles et sur ses ressources invisibles.

Nous sommes tous des êtres à la fois humains et divins. Cependant, la partie divine en nous, toujours présente, ne sollicite jamais notre attention comme le fait le monde extérieur. " Elle est " tout simplement. Sa disponibilité à nous aider ne connaît pas de limites. Cependant, pour la plupart d'entre nous, « c'est au bout de la plus extrême faiblesse que la divinité peut se vivre[48], » parce que c'est souvent là, à l'extrême limite de nos ressources humaines, que nous lâchons prise et commençons à sentir la paix. C'est là que nous découvrons un jour qu'une partie de nous – la partie divine – nous aime inconditionnellement avec nos blessures, nos défauts, nos erreurs et nos réactions défensives.

48 Van Eersel, Patrice. *La source blanche*, Paris : Grasset, 1998, p. 127.

Cette partie-là nous dit, quand nous nous sentons coupables ou honteux : « Ne t'en fais pas, quoique tu penses de toi et quoique les autres pensent de toi, tu ne perdras jamais mon amour. » C'est à cette source d'amour inconditionnel de nous-mêmes que nous avons accès quand nous lâchons prise parce qu'elle a l'avantage extraordinaire de nous protéger du mental contrôleur qui s'arroge des pouvoirs qu'il n'a pas et qui essaie inlassablement de nous convaincre que rien n'existe en dehors de lui.

Lorsque nous sommes profondément atteints dans le noyau le plus vulnérable de nos blessures, par une situation ou par une personne, il arrive donc un moment où seul le lâcher-prise peut nous tirer du désespoir ou de la dépression. Pourquoi attendre que la souffrance devienne insupportable pour en faire l'expérience? Pourquoi attendre d'être affecté par une maladie physique ou psychique grave comme je l'ai fait ou par un événement qui nous laboure le cœur pour nous ouvrir à la dimension spirituelle? Lâchons prise maintenant et quotidiennement. Non seulement connaîtrons-nous la paix, la sérénité et la liberté, mais nous serons ainsi en contact direct avec la source de toute création.

L'étape de la création de soi et de sa vie

Le processus de soulagement des blessures n'a pas pour objectif d'éliminer la souffrance. À ce sujet, je suis parfaitement d'accord avec Jacques Salomé lorsqu'il dit : « Je crois que les blessures reçues dans l'enfance ne guérissent jamais. Elles peuvent être apaisées, voire cicatrisées, mais elles restent toujours prêtes à s'enflammer si un événement ou une situation les réveille ou les stimule. Quand nous disons que nous allons bien, que nous sommes réconciliés avec nous-mêmes, cela signifie simplement que nos blessures primaires sont au repos, qu'elles ne sont pas irritées (...). Oui, je sens que je mourrai avec mes blessures. Sauf qu'aujourd'hui, elles ne sont plus douloureuses, envahissantes, oppressantes, aliénantes comme elles ont pu l'être pendant des années. Ces années où je ne me respectais pas où je me laissais définir, où je n'étais pas à l'écoute de moi-même[49]. »

Comme ces mots résonnent juste en moi ! D'ailleurs, si je me base sur ma propre expérience par rapport à mes blessures, je peux dire ceci : lorsque je les écoute, que je les accepte, lorsque je m'en occupe et que je lâche prise, c'est mon âme qui se manifeste par les sentiments de paix, de sérénité et de liberté qui m'habitent et qui adoucissent considérablement mes souffrances.

C'est à partir de ce lieu divin de notre être que Corneau appelle *le meilleur de soi* que se sont actualisées les plus belles créations du monde et que s'actualisent les nôtres. « Parce que nous vivons dans une culture où le mental prédomine, écrit Tolle, une grande part de l'art, de l'architecture, de la musique et de la littérature moderne est dénudée de beauté et d'essence. Pourquoi ? Parce que les gens qui créent ces choses ne peuvent se libérer de leur mental, ne serait-ce que pour un instant. Ils n'entrent donc jamais en contact avec cet espace intérieur d'où proviennent la véritable créativité et l'authentique beauté[50]. »

N'est-ce pas paradoxal que ce soit précisément nos blessures qui ouvrent la plupart d'entre nous à cette source intérieure de beauté et de création ? Elles ne sont donc pas

49 Gianadda, Jef. Dans *Je mourrai avec mes blessures*, entretien avec Jacques Salomé, Saint-Julien-en-Genevois : Jouvence, 2002, p. 18.
50 Tolle, Eckhart. 2005, *op. cit.*, p. 93.

là pour être combattues, mais pour nous conduire vers une forme de libération profonde et durable. Leur fonction est de favoriser la création de nous-mêmes et de nous inciter à participer à la création du monde.

Aujourd'hui, quand je suis touchée au cœur de mes blessures, j'arrive beaucoup plus rapidement à trouver le calme intérieur par l'écoute, l'acceptation, l'attention à ce qui se passe en moi et par le lâcher-prise. Je franchis régulièrement ces étapes qui me font cheminer vers ma source de créativité. Ainsi, je sais maintenant distinguer les motivations à la création et à l'autocréation qui partent de l'intérieur de moi-même de celles qui partent de l'extérieur, c'est-à-dire des besoins d'être aimée et reconnue. Seules les premières me procurent les bienfaits qu'aucune personne et qu'aucun événement ne peuvent m'apporter.

Les bienfaits de l'acceptation de soi

Les bienfaits de l'acceptation de soi sont nombreux. Notamment, ses merveilleux avantages sont de nous rapprocher de la présence divine en nous et de favoriser le développement de l'amour de soi. Toutefois, l'un de ses bienfaits les plus précieux est qu'elle fait de nous des êtres plus authentiques et, par conséquent, plus libres. En effet, sans acceptation de tout ce que nous sommes, nous devenons souvent défensifs, cherchant à nier une partie de notre personnalité. Cela contribue à créer en nous une scission entre l'être et le paraître. Quand nous refusons nos limites, nos émotions, nos mécanismes de défense, nos besoins, nos pensées et nos erreurs, nous nous identifions au paraître. Cette attitude, que nous adoptons quand nous avons peur de perdre l'amour et la reconnaissance, a pour effet de nous rendre faux, contrôleurs, orgueilleux et désagréables à vivre à certains moments. La scission intérieure entre la personne et le personnage crée une sorte de *parasitage* dans nos communications avec les autres, ce qui contribue à raviver nos blessures et à nous rendre encore plus malheureux.

Que veut dire *être authentique*? Certaines personnes confondent authenticité et *franchise*. Être franc, c'est dire la vérité à propos des faits et des situations. Être authentique, c'est s'accepter tels que nous sommes de sorte que nous n'ayons plus peur de perdre l'amour si nous sommes vrais. Personne n'est authentique à 100 %. Le degré d'authenticité d'un être humain est directement proportionnel à son degré de connaissance et d'acceptation de ses émotions, de ses besoins et de ses mécanismes de défense. C'est dire que pour être authentique, il est nécessaire d'avoir conscience de ce qui se passe en soi ici et maintenant. S'il est un auteur qui a insisté sur l'importance de l'authenticité comme moyen de libération de l'être humain, c'est Alice Miller dans son livre *Notre corps ne ment jamais*. Les extraits suivants sont particulièrement percutants :

> *Depuis mon enfance, j'ai dû apprendre à réprimer mes réactions les plus naturelles aux blessures (par exemple la rage, la colère, la douleur ou la peur), de crainte d'une punition. Plus tard, à l'école, je fus même fière de mon aptitude à la maîtrise et à la retenue. Je prenais cette capacité pour une vertu, et en attendais autant de mon premier enfant*[51].
>
> *J'ai essayé de me fabriquer de bons sentiments et d'ignorer les mauvais pour rester en accord avec la morale et le système de valeurs que j'avais acceptés. (...) Pour aimer vraiment, j'ai besoin de me sentir libre et d'accepter tous mes sentiments, fussent-ils négatifs*[52].

51 Miller, Alice. 2004, *op. cit.*, p. 126.
52 Miller, Alice. 2004, *op. cit.*, p. 14.

... parfois nous obéissons, notre vie durant, à un fantôme qui, au nom de l'éducation, de la morale ou de la religion, nous force à ignorer nos besoins les plus naturels, à les refouler, les combattre, ce que finalement nous payons par des maladies[53].

Lorsqu'un être humain essaie de ressentir ce qu'il doit ressentir, et s'interdit d'éprouver ce qu'il ressent réellement, il tombe malade. À moins qu'il ne fasse payer la facture à ses enfants en projetant sur eux ses émotions refoulées[54].

La morale peut certes nous prescrire ce que nous devrions faire et ce qui nous est interdit, mais non ce que nous devrions ressentir. Car nos véritables sentiments, nous ne pouvons ni les susciter ni les supprimer, nous pouvons seulement nous couper d'eux par le mécanisme du clivage, nous mentir et tromper notre corps[55].

À ce sujet, Alice Miller fait surtout allusion à la religion, spécialement à la menace sous-entendue dans le Quatrième Commandement de Dieu, c'est-à-dire que notre vie risque d'être abrégée si nous n'honorons pas nos parents. Voici ce qu'elle dit :

... le Quatrième Commandement contredit les lois de la psychologie. Il faudrait absolument faire savoir que l'amour par obligation peut causer d'énormes dégâts. Les hommes et les femmes aimées dans leur enfance aimeront leurs parents sans qu'un commandement le leur ordonne. L'amour ne peut naître par obéissance à un commandement[56]. »

Alice Miller nous encourage donc à être vrais en nous décrivant les bienfaits qu'elle retire elle-même lorsqu'elle se permet de se montrer telle qu'elle est dans son vécu.

53 Miller, Alice. 2004, *op. cit.*, p. 99.
54 Miller, Alice. 2004, *op. cit.*, p. 11.
55 Miller, Alice. 2004, *op. cit.*, p. 34.
56 Miller, Alice. 2004, *op. cit.*, p. 56

... quand je donne libre cours à mes sentiments alors même qu'ils sont rarement positifs, c'est comme une bouffée d'air, je retrouve ma respiration. Je commence à me donner l'autorisation de persister dans mes vrais sentiments. Lorsque j'y réussis, je me sens mieux, plus vivante, et ma dépression disparaît[57].

Ces réflexions et ce témoignage qui font l'éloge de l'authenticité méritent notre attention, spécialement quand nous prenons conscience des conséquences sur la santé et sur les relations affectives lorsque nos paroles et nos actions ne sont pas en accord avec notre vécu et nos besoins réels. Mais comment demeurer authentiques si nous n'acceptons pas ce que nous ressentons ? Comment montrer notre vérité intérieure si nous craignons d'être rejetés, abandonnés, jugés, humiliés, dévalorisés, trahis sinon en identifiant et en acceptant ces peurs de même que les émotions et les besoins contradictoires qui nous habitent ?

Dans les différentes situations de la vie, et même à l'intérieur d'une même situation, nos émotions apparaissent souvent contradictoires. Ces vécus intérieurs nous déchirent parce que notre raison ne conçoit pas la cohabitation simultanée de forces antagonistes et nous juge anormaux. Pourtant, si nous étions vraiment à l'écoute de nous-mêmes, nous saurions que nous sommes le jour et la nuit, le noir et le blanc, l'eau qui court et l'eau qui dort, le lièvre et la tortue, la cigale et la fourmi, la montagne et la vallée, l'amour et la peur, la tristesse et la joie. Accepter ces polarités quand elles se présentent nous rend libres parce que, ce faisant, nous ne sommes plus tiraillés intérieurement entre la réalité telle qu'elle est et le jugement que nous portons sur elle. Le pouvoir de l'acceptation nous unifie.

---

57 MILLER, Alice. 2004, *op. cit.*, p. 12.

Sur le plan humain, il n'existe pas de meilleure façon d'être libres que d'être authentiques, c'est-à-dire de s'accepter tels que nous sommes. Personne d'autre que nous-mêmes ne peut bénéficier de notre authenticité. Les autres ne gagnent rien quand nous nous trahissons. À ce sujet, Michel Odoul, dans son merveilleux ouvrage *Un corps pour se soigner, une âme pour se guérir*, rapporte les résultats d'une recherche faite par le Pr Meharabran et son équipe de recherche qui suscite de sérieuses réflexions.

> *Après de nombreuses études, écrit-il, ces chercheurs (...) ont pu établir de façon incontestable que, dans toute situation de communication, la compréhension du message dépend pour :*
>
> - *7 % des mots employés (c'est ce que le conscient comprend),*
> - *38 % de l'intonation (c'est ce que l'inconscient comprend),*
> - *55 % de la gestuelle (c'est ce que l'inconscient comprend).*
>
> *On peut constater à travers ces chiffres, ajoute Odoul, que dans la relation de communication, le plus signifiant n'est pas le verbal (qui ne représente que 7 % de ce qui est compris), mais le non verbal (qui représente 93 % de ce qui est compris). Un deuxième élément majeur ressort de cette étude, à savoir que ce qui est mémorisé de la relation n'est pas ce qui est consciemment perçu, mais plutôt la cohérence du message. Lorsqu'il y a distorsion entre ce qui est dit et le non verbal, le message qui est perçu et mémorisé est celui qui est le plus signifiant des trois niveaux, c'est-à-dire, celui de la gestuelle. ( )*
>
> *Ce que perçoit un être humain, d'abord et avant tout, c'est le non verbal, les attitudes et le comportement plutôt que les mots*[58].

Nous sommes généralement inconscients de notre intonation, de nos mimiques et de nos gestes quand nous

58 Odoul, Michel. 2006, *op. cit.*, p. 137.

nous exprimons, ce qui ne signifie pas qu'ils ne sont pas perçus par les autres. Nous perdons inutilement une énergie précieuse à paraître ce que nous ne sommes pas étant donné que ce que les autres perçoivent de nous c'est notre vérité intérieure. C'est d'ailleurs ce qui explique pourquoi nous sommes inconfortables avec certaines personnes, peu importe ce qu'elles disent. Cela explique aussi pourquoi certaines de nos communications avec nos proches débouchent sur des conflits ou des incompréhensions. Lorsque nos mots ne traduisent pas notre vérité profonde, ceux à qui nous nous adressons reçoivent deux messages différents : celui qu'ils entendent rationnellement et celui qu'ils ressentent.

Mon but n'est pas de dire qu'*il faut* être authentique à tout prix et que c'est mal de ne pas l'être étant donné que nous manquons tous d'authenticité à un moment ou à un autre de notre vie. Le simple fait de vouloir être vrai ne suffit pas à changer nos comportements. Aucun changement durable ne peut se produire si nous n'identifions pas les émotions et les besoins qui nous font honte ici et maintenant et, surtout, si nous ne les acceptons pas. **L'acceptation de ce que nous sommes est le seul moyen à prendre pour être vrais et libres.** Elle ne résulte pas d'un effort de volonté, mais plutôt d'un cheminement qui commence par l'ouverture à se donner le droit de ne pas accepter. Par exemple, nous pouvons nous dire à nous-mêmes, quand, ici et maintenant, nous prenons conscience de ce que nous vivons et que nous le jugeons : « Je sais que je suis en colère contre mon collègue et que je le déteste pour ce qu'il vient de me dire, mais pour le moment j'ai trop honte de ces émotions pour les accepter. »

Quand nous pensons ainsi, nous sommes vrais avec nous-mêmes. C'est la meilleure façon d'en arriver à l'être avec les autres en toute situation surtout en ce qui concerne le vécu. À ce sujet, la position d'Alain Houziaux, qui rejoint celle d'Alice Miller, est claire : « L'émotion, dit-il, c'est la seule chose qui soit absolument authentique. Je trouve bien qu'on pleure au cinéma. (...) Et je trouve bien aussi qu'on ne pleure pas la mort de sa mère. (...) On ne peut pas tricher avec les émotions, on les éprouve ou on ne les éprouve pas, un point c'est tout. Tout ce qu'on se prêche à soi-même pour se dire que l'on devrait éprouver une émotion ou que l'on ne devrait pas en éprouver, tout cela est de l'ordre des idées, des raisonnements, des devoirs et des morales, en un mot : de l'inauthentique[59]. »

Quand nous décidons de ne plus dépenser d'énergie pour être autrement que ce que nous sommes, nous devenons libres et autonomes. Qui mieux que Corneau peut nous convaincre des bienfaits de l'autonomie lorsqu'il écrit dans son dernier livre dont je viens tout juste de terminer la lecture : « Où conduit la voie de l'autonomie ? Elle va vers la paix en soi. Il s'agit d'un état de satisfaction et de plénitude où l'on vit dans la liberté de ne rien attendre des autres ni de quoi que ce soit. Ainsi, on goûte à la présence et l'on est nourri par la présence : la présence de l'être, la présence à soi-même, la présence à l'existence. Cette calme présence devient un état intérieur qui peut se transporter dans toutes les situations, même celles qui sont entachées de bruit et d'effervescence. » Et il ajoute plus loin : « Cette autonomie apporte une légèreté. Elle permet de s'oublier. Plus nous sommes investis dans la délectation du moment présent et plus se développe en nous un sentiment d'unité

59 Houziaux, Alain. 2005, *op. cit.*, p. 139.

et d'appartenance à tout ce qui est, plus nos angoisses existentielles se calment pour faire place à la sérénité. Nous n'avons plus besoin que le regard de l'autre nous prouve que nous existons puisque nous goûtons à l'existence et la savourons à chaque respiration[60]. »

C'est précisément cet état de bien-être dont parle Corneau que j'appelle l'état de liberté intérieure. Il résulte de l'authenticité qui l'accompagne. Pour mieux le représenter et pour terminer ce chapitre qui porte sur l'acceptation de soi, je vous raconterai une anecdote que j'ai vécue au cours d'une séance de thérapie avec une personne qui m'a beaucoup aidée, lors des premières années qui ont suivi le diagnostic de la maladie qui m'affecte. Je revenais alors d'un voyage de dix jours dans l'une des plus belles parties du Québec, la région de Charlevoix. Je décrivais à ma thérapeute ma fascination pour les fleurs sauvages que j'avais vues dans ce coin féerique de la province. Je me remémorais ces bons moments de contact avec elles particulièrement le jour où, au milieu d'un champ de marguerites, entourée de ces fleurs qui n'avaient pour mission que d'offrir leur beauté gratuitement et de s'abandonner aux mystères de la vie, j'avais connu une paix et une sérénité intérieures profondes. Je lui confiais qu'un bouquet de fleurs sauvages cueillies dans un champ au bord d'une route et au milieu des ronces m'apportait un bonheur qu'aucune fleur cultivée n'avait jamais réussi à me procurer. Je me demandais pourquoi les fleurs sauvages m'apportaient tant de bien-être intérieur.

Je me souviens que, à ce moment de la session, il y eut un long silence au bout duquel j'entendis ma thérapeute me

60 CORNEAU, Guy. *Le meilleur de soi*, Montréal : Éditions de l'Homme, 2007. pp. 301 et 317.

dire ces mots que je n'ai jamais oubliés et qui me suivent encore dans mon expérience quotidienne. « Tu aimes ces fleurs Colette tout simplement parce que *tu es une fleur sauvage*. Ce qui t'a rendue malade, c'est que tu as passé une partie de ta vie à essayer d'être une fleur cultivée. »

Le souvenir de ce précieux instant me touche profondément. Aujourd'hui encore, quand je suis mal dans mon corps et dans mon cœur, l'image de la fleur sauvage me revient. Elle m'apaise et me fait sourire, car elle me fait voir immédiatement que je m'étais éloignée de ma véritable nature en tentant d'être cette fleur cultivée que je ne suis pas, pour être reconnue, pour être acceptée ou pour être aimée.

Nous sommes tous des fleurs sauvages qui, comme celles de Charlevoix, n'ont tout simplement qu'à *être* sans effort ni tension pour être heureuses. Laissons-nous grandir sous le soleil et sous la pluie. Acceptons-nous et acceptons ce que nous sommes. Aucun moyen n'est plus sûr pour sentir en nous la vie et nous nourrir de tout ce qu'elle a à nous offrir. Il n'y a pas de moyens plus sûrs de vivre mieux avec nos blessures et de nous en servir pour nous ouvrir à l'acceptation des autres tels qu'ils sont.

« L'amour et la totale acceptation de soi, nous dit Bradshaw, constituent l'ultime fondement du bonheur et de l'amour d'autrui[61]. »

61 Bradshaw, John. 1993, *op. cit.*, p. 13.

Chapitre 5
Accepter l'autre

La simple idée d'accepter l'autre tel qu'il est peut susciter la révolte ou encore la négation de soi. En effet, comment accepter ceux qui fomentent les guerres, qui provoquent les conflits, qui détruisent la vie sous toutes ses formes? Comment accepter ceux qui ravivent constamment nos blessures? Comment accepter notre père, notre mère, notre conjoint, notre ami ou notre collègue quand, par leurs paroles ou par leurs actes, ils nous déchirent le cœur? Ne serait-il pas plus juste et plus normal de rejeter, de combattre et de condamner tous ces êtres qui font souffrir les autres et qui nous font souffrir? Si nous ne nous révoltons pas et ne luttons pas contre les déclencheurs de malheurs, quels moyens nous restera-t-il pour les maîtriser, les neutraliser et pour nous protéger?

S'il est vrai que devant les déclencheurs de souffrance, certains se révoltent, il est aussi vrai que d'autres se nient complètement pour éviter le conflit ou pour se conformer à un idéal d'amour universel qu'ils cherchent à atteindre pour se sentir *meilleurs*. Dans un cas comme dans l'autre, la douleur psychique est non seulement réprimée, mais alimentée par les conséquences sur la santé et sur les relations de ces mécanismes de défense. Les uns, déconnectés de leur vécu, se défendent de la douleur issue de leurs blessures par l'agressivité alors que les autres le font par la rationalisation et le refoulement. Dans les deux cas, il y a une fuite devant la souffrance réelle.

En faisant de l'autre un ennemi à combattre ou un *frère* qu'il *faut* aimer au détriment de nous-mêmes, nous risquons de lui ressembler ou bien de ne plus exister. Nous battre contre nos déclencheurs de souffrance ou nous soumettre à un beau principe d'amour inconditionnel en nous efforçant de le mettre en pratique pour être plus acceptables à nos propres yeux et aux yeux des autres, c'est tout simplement nous trahir ; c'est aussi nous faire mal parce que la révolte attire la révolte et la soumission à des soi-disant principes non intégrés reste stérile puisqu'elle est l'expression d'un manque d'authenticité et un rejet de notre nature incarnée.

Nous sommes tous marqués par des blessures psychiques qui nous font souffrir. Faire fi de cette réalité, c'est nous condamner à répéter les mêmes comportements insatisfaisants et à revenir incessamment à la case départ chaque fois que *l'autre*, qu'il soit parent, conjoint, ami ou étranger, ravive ces blessures.

Comment sortir de ce cercle infernal dans lequel nous nous enlisons lorsque nous sommes déclenchés dans nos plus profondes lésions psychiques par ceux-là mêmes qui sont les plus proches de nous affectivement ? Est-il possible que l'acceptation de celui qui nous blesse ou de celui qui nous dérange soit la seule voie qui nous mène vers la liberté intérieure, la seule qui puisse nous procurer la paix ?

Accepter l'autre pour éviter un conflit, pour respecter un principe ou pour nous soumettre à une belle théorie qui nous vient de l'extérieur ne sert absolument à rien. L'acceptation authentique résulte uniquement de l'expérience. Elle agit sur toute notre personne parce qu'elle passe par le corps, le cœur et l'âme. Par conséquent, elle est l'une des voies privilégiées d'intégration de tous les savoirs, de tous les principes, de toutes les croyances, de toutes les théories. C'est seulement *en vivant l'expérience* de l'acceptation de l'autre tel qu'il est, particulièrement quand il nous blesse, que nous pouvons saisir de l'intérieur ses véritables bienfaits.

Il est tellement plus facile d'accepter les autres tels qu'ils sont quand ils nous expriment leur amour, quand ils nous valorisent et quand nous projetons sur eux les plus belles parties de nous-mêmes. Il est beaucoup plus facile de les aimer quand ils ne réveillent pas nos lésions psychiques, quand ils ne déclenchent en nous que des sentiments agréables comme l'amour, la joie et la confiance.

Je sais de quoi je parle. Ce ne serait pas honnête de ma part si je me plaçais ici dans la position d'une personne qui n'éprouve aucune difficulté à accepter l'autre tel qu'il est, spécialement quand je suis déclenchée dans mes blessures. Dans le but de devenir une meilleure personne et de taire ma colère et ma culpabilité, j'ai longtemps réagi à mes déclencheurs de souffrance par la révolte ou par la soumission à ces beaux principes d'amour universel. Ces manières d'aborder la souffrance déclenchée par les autres ne sont pas mauvaises en soi. Cependant, elles ne m'ont jamais apporté la joie et la sérénité que je recherchais. Bien au contraire. Elles entretenaient mon déchirement intérieur. L'expérience de la souffrance causée par mon impuissance a toutefois suscité en moi le besoin de trouver une autre voie, une autre manière d'aborder ma douleur.

Après avoir essayé, pendant des années, de changer ma mère, mon conjoint, mon fils et d'autres personnes, j'ai finalement réalisé qu'ils étaient à peu près toujours les mêmes.

Cette prise de conscience m'a aidée à m'ouvrir à l'expérience de l'acceptation de l'autre. Ce qui m'a aussi aidée, c'est de découvrir qu'accepter l'autre tel qu'il est ne signifie pas que nous devons nous couper des émotions désagréables que nous ressentons par rapport à lui quand il éveille nos blessures. Ces émotions telles la colère, le ressentiment, la peine ou le mépris ne doivent pas être réprimées, mais, au contraire, accueillies. Enfin, ce qui m'a le plus aidée à m'ouvrir à l'acceptation de l'autre tel qu'il est, c'est de prendre conscience que mon manque d'acceptation des autres était directement proportionnel à celui que j'avais de moi-même. De plus, mes lectures, mes démarches thérapeutiques, les cours, les séminaires et les formations que j'ai suivis et animés, les pratiques d'écriture m'ont progressivement amenée à découvrir ce qu'était pour moi la véritable acceptation de l'autre. C'est en fait le résultat de nombreuses années de travail sur moi à la recherche d'un état intérieur de paix et de sérénité qui servira de fondement à ce chapitre.

Ayant cru comme Sartre que *l'enfer* c'était les autres, j'en suis arrivée aujourd'hui à la conviction que c'est grâce à ces *autres* que s'ouvre devant moi de plus en plus grande la porte du *paradis*. C'est à eux et à la maladie que je dois la démarche de transformation intérieure que je poursuis jour après jour. Notamment, grâce à tous ceux qui ont ravivé mes blessures, je peux aujourd'hui parler dans ce chapitre de ce qu'est pour moi la véritable expérience d'acceptation de l'autre. Grâce à eux et à ce que j'ai retiré de mon expérience professionnelle, je peux aujourd'hui parler des moyens à prendre pour développer cette acceptation de l'autre qui nous rend chaque jour de plus en plus libres, de plus en plus autonomes et de plus en plus amoureux de la vie.

Ce qu'est l'expérience d'acceptation de l'autre

Pendant des années, chaque fois que j'entendais parler d'amour inconditionnel et d'acceptation des autres tels qu'ils sont, je réagissais fortement. Je n'y croyais absolument pas, tout simplement parce que j'étais incapable d'accepter et d'aimer l'autre inconditionnellement, mes efforts pour y arriver s'étant tous soldés par un échec. J'étais donc convaincue que l'être humain était complètement incapable d'atteindre ce degré d'amour et d'acceptation et que même les saints et les grands maîtres spirituels avaient ressenti de la haine, de la colère et du rejet au cours de leur vie et s'en étaient défendu comme tout le monde.

Aujourd'hui, j'ai encore la conviction que tous les êtres humains ressentent des émotions désagréables par rapport à ceux qui les blessent profondément et que c'est seulement l'acceptation inconditionnelle de ces émotions dites négatives – c'est-à-dire l'acceptation inconditionnelle de soi – qui ouvre progressivement sur des sentiments positifs par rapport à ceux qui réveillent nos blessures. Selon moi, **accepter l'autre tel qu'il est, ce n'est pas approuver tout ce qu'il fait et tout ce qu'il dit. Ce n'est pas non plus nous oublier, nous écraser et nous nier pour le laisser «être». Accepter l'autre tel qu'il est, c'est nous aimer assez pour donner de l'espace à nos vécus désagréables et à nos besoins quand nous sommes blessés par lui.** Selon mon expérience, cet accueil de soi au plus fort de la souffrance, c'est-à-dire cet accueil de nos émotions, de nos besoins et de nos mécanismes de défense, est une voie royale qui nous conduit vers la paix intérieure. Autrement dit, accepter l'autre tel qu'il est, c'est nous donner assez d'importance pour prendre le temps de ressentir et d'exprimer ce que nous vivons sans nous juger et surtout sans fuir notre souffrance quand nos lésions psychiques sont réanimées.

Schéma #1

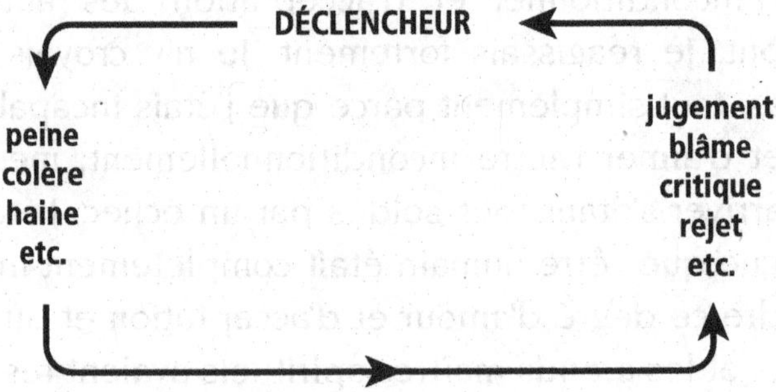

Schéma #2

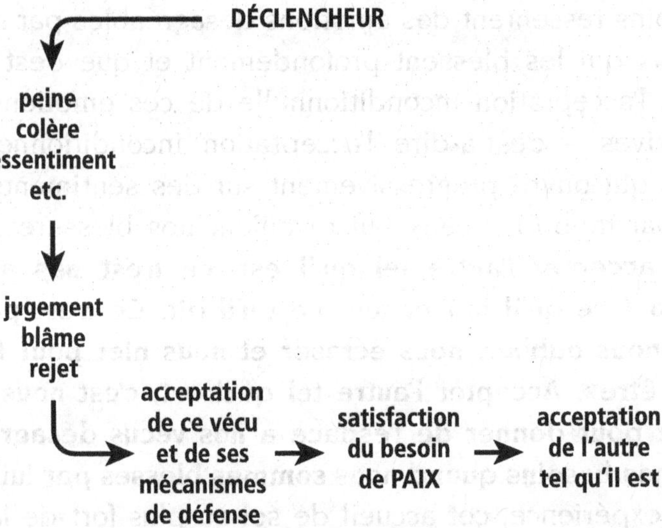

Le premier schéma montre dans quel cercle vicieux nous nous maintenons quand nous n'acceptons pas nos vécus négatifs et nos mécanismes de défense. Nous nous emprisonnons dans un fonctionnement relationnel répétitif qui nourrit nos blessures et nous rend malheureux. **Accepter, ne l'oublions pas, c'est choisir la paix, non pas dans le sens d'éviter les conflits, mais dans le sens de créer à l'intérieur de nous-mêmes, un sentiment de bien-être profond. L'acceptation de notre vécu et de nos mécanismes défensifs, quand nous sommes blessés, est absolument indispensable à l'accueil de l'autre.** En plus de briser le cercle vicieux de la répétition – schéma 2 – cette acceptation présente de nombreux avantages :

- elle nous fait réaliser que nos émotions souffrantes, lorsqu'elles sont écoutées et acceptées, peuvent nous servir de passage vers notre force intérieure, notre divinité profonde ;
- elle contribue à changer les motivations de nos actions : en effet, au lieu d'agir CONTRE l'autre, nous agissons POUR nous-mêmes, pour nous sentir mieux ;
- finalement, elle nous ouvre un chemin direct vers cette partie de nous qui nous aime tels que nous sommes et qui, par conséquent, peut offrir aux autres autant d'amour.

La pensée de nous ouvrir à cette expérience d'acceptation de l'autre peut nous paraître plus recevable quand elle ne se limite pas à une simple idéologie et quand nous décidons d'en faire une pratique quotidienne. En choisissant de l'appliquer dans nos vies, nous pourrons réaliser qu'elle rend nos relations avec les autres plus saines et nous procure une paix intérieure qui adoucit considérablement la douleur causée par nos blessures. Pour nous rendre cette acceptation plus accessible quand nous sommes dérangés ou blessés, je propose des moyens qui m'ont beaucoup aidée et qui m'aident encore quand j'ai du mal à accepter

le lendemain en fonction de notre interprétation. C'est ce regard que l'on porte sur ce qui arrive qui est déterminant, bien plus que ce qui arrive effectivement[64]. »

D'où vient donc « notre façon personnelle d'interpréter » les situations sinon des marques laissées en nous par nos expériences passées ? Autrement dit, c'est à partir de la souffrance refoulée de nos blessures que très souvent nous voyons le monde. Cette réalité est difficile à admettre, car elle nous ramène vers nous quand nous sommes dérangés ou blessés. Elle nous rappelle que les autres peuvent nous servir de chemin vers l'acceptation de nous-mêmes si nous nous arrêtons pour faire un *retour chez nous* quand ils ravivent nos blessures. Notre tendance spontanée à chercher en eux la cause de nos souffrances est cependant normale parce que la démarche qui consiste à nous regarder et à nous remettre en question demande une bonne dose d'effort, d'honnêteté et de courage. Elle nous demande d'abord de questionner nos préjugés par rapport aux autres. Elle nous force à accomplir un travail assidu sur nous-mêmes plutôt qu'un travail sur nos déclencheurs. Cependant, aussi exigeante soit-elle, elle en vaut la peine à cause du pouvoir sur nos vies qu'elle nous procure. Elle nous libère des chaînes de la dépendance aux autres, entretenue par les efforts que nous déployons pour les changer ou les responsabiliser. Elle nous dégage de l'impuissance.

La prise de conscience de nos projections dans notre approche relationnelle est l'un des moyens les plus efficaces que je connaisse pour nous accepter et, par conséquent, pour accepter les autres. « Votre problème avec les autres, c'est vous », nous dit Guy Finlay[65]. Comme c'est vrai !

64 Thalmann, Yves-Alexandre. 2005, *op. cit.*, p. 167,
65 Finlay, Guy, cité par Claude Leclerc, p. 133.

Je le redis : il n'y a pas d'acceptation possible des autres si nous ne nous acceptons pas d'abord nous-mêmes à chaque moment présent dans nos forces et dans nos faiblesses et si nous n'acceptons pas ce qu'ils déclenchent en nous. Pour ce faire, il nous appartient de trouver ce que peuvent nous révéler de nous nos projections, nos interprétations et nos critiques défensives. Voyons-le :

- Elles ont d'abord l'avantage de nous permettre d'identifier nos blessures, de comprendre et d'accepter notre vulnérabilité par rapport à certains types de déclencheurs particuliers et de nous rendre, par conséquent, plus tolérants envers nous-mêmes.
- Si nous les observons avec honnêteté, nous pouvons reconnaître qu'elles nous font réaliser que nous faisons aux autres ce que nous leur reprochons. En effet, il nous arrive aussi, consciemment ou non, de ranimer les blessures des autres en agissant parfois de la même manière qu'eux. Autrement dit, nous souffrons d'être critiqués, jugés, interprétés, ridiculisés, humiliés, manipulés, rejetés, trahis et nous critiquons, nous jugeons, nous interprétons, nous ridiculisons, nous humilions, nous manipulons, nous rejetons et nous trahissons les autres sans nous en rendre compte.
- Nos projections, nos interprétations et nos critiques défensives nous aident en plus à écouter et à accepter les émotions que nous considérons trop négatives pour leur permettre d'exister quand elles occupent notre psychisme, par exemple le mépris, la haine, la colère, l'envie, la jalousie, la pitié, le mépris ou la honte.
- Elles nous encouragent à nous occuper de nos besoins et à les exprimer.

- Elles nous font voir que quelque chose en nous n'est pas encore résolu.
- Nos projections peuvent même nous faire découvrir que si nous sommes dérangés par l'autre, c'est peut-être que nous devons développer nous-mêmes ce qui nous déplaît chez lui. À ce sujet, Jean Monbourquette écrit : « Si nous sommes portés à mépriser ou à aduler une personne pour certaines de ses qualités ou certains de ses traits de caractère, c'est le signe qu'il est urgent de les développer chez soi. Prenons un exemple : si je déteste une personne douce, tranquille ou effacée, c'est sans doute qu'il me manque de telles qualités pour contrebalancer chez moi les aspects trop agressifs de ma personnalité, mon désir de paraître et ma vie agitée[66]. »
- Nos projections peuvent aussi nous faire voir qu'en jugeant, en critiquant notre entourage et en cherchant des appuis contre ceux qui nous ont blessés, nous cultivons notre faiblesse intérieure, alimentons notre manque de confiance en nous et nous créons des relations fondées sur la méfiance. En effet, celui qui entend des paroles dévalorisantes à propos d'une tierce personne finit par perdre confiance en la personne qui les prononce parce qu'il ressent une peur légitime, consciente ou non, de subir le même sort.

Ces façons d'aborder l'acceptation de l'autre par la voie de l'acceptation de nous-mêmes ont beaucoup de sens pour moi. Par elles, j'ai compris pourquoi je suis parfois déclenchée par ceux qui se placent en position de supériorité, par les narcissiques et par les envahisseurs. Je dois développer

66 Monbourquette, Jean. *De l'estime de soi à la l'estime de soi*, Paris : Bayard, 2002, p. 155.

plus d'amour de moi, plus de confiance en moi et apprendre à m'affirmer davantage dans certaines situations de la vie quotidienne. Il importa aussi que je m'occupe de mes besoins et que je ne reste plus prisonnière de ma peur de déranger. Prendre conscience de ce que nous avons à améliorer est plus facile que de prendre conscience et d'accepter nos projections. Voir l'autre comme le miroir de notre monde psychique n'est pas évident, surtout lorsque ce miroir nous reflète des parties de nous-mêmes que nous jugeons sévèrement chez lui. J'ai eu terriblement honte quand j'ai pris conscience que je projetais sur ma collègue Barbara des caractéristiques de mon propre fonctionnement. Je la voyais comme une méchante sorcière déguisée en vierge et la qualifiais, dans mes pensées secrètes, de personne fausse et mauvaise. Ma relation avec elle, aussi cahoteuse a-t-elle pu être, m'a fait découvrir que je projetais sur elle ce je lui faisais et me faisais à moi-même. Comme elle, j'arborais parfois un angélique sourire de vierge alors qu'en dedans j'étais habitée par un volcan de colère. Je restais calme pour éviter le conflit et pour ne pas lui ressembler, alors qu'à l'intérieur j'étais envahie par une tempête de rage. Je me faisais violence et m'autodétruisais pour cacher ma propre vulnérabilité. Je la pensais méchante. En réalité, je l'étais envers moi-même.

Mon expérience avec Barbara m'a fait prendre conscience que je dramatisais parfois la réalité. En imaginant Barbara menaçante, je me débattais contre elle, du moins en pensée. Dans ce débat, je demeurais petite et vulnérable parce que je me plaçais dans une position d'infériorité au lieu de me brancher sur ma force intérieure, ma solidité, mon côté invincible. J'ai vu qu'en nourrissant mon imaginaire d'interprétations négatives, j'aggravais mes blessures.

Je tentais constamment de dompter une vulnérabilité que je n'acceptais pas.

Lorsque nous sommes blessés, nous manquons souvent de discernement parce que nous ne faisons pas la différence entre les faits réels et notre interprétation de ces faits. Nous les percevons à partir de nos blessures passées. Notre vision de la réalité se trouve ainsi déformée et tous nos scénarios intérieurs reposent sur la mémoire psychique et corporelle d'expériences anciennes. Nous perdons alors contact avec la réalité présente. Nos réactions spontanées échappent à notre contrôle et ne nous plaisent pas toujours. Cependant, il est possible d'en prendre conscience quand nous décidons de nous observer au lieu de scruter l'autre. Nous parvenons ainsi à distinguer ce qui nous appartient de ce qui lui appartient. Nous comprenons mieux alors que nous nous défendons parce que nous rejetons la partie vulnérable de nous-mêmes que nous n'acceptons pas. Nous la rejetons parce que, pour une raison ou pour une autre, nous la jugeons inacceptable. Il n'est pas étonnant alors que nous ayons tant de mal à accepter les autres.

En réalité, la projection peut être un piège ou un outil de croissance intérieure. Elle est un piège lorsque, par inconscience, nous l'utilisons pour définir et étiqueter les autres. Par contre, si nous en prenons conscience et que nous acceptons de l'utiliser pour mieux nous connaître, elle devient le moyen par excellence d'acceptation de nous-mêmes. « Ce que tu projettes, tu le désavoues, et tu ne crois donc pas que ce soit toi. Tu t'exclus toi-même par le jugement même que tu es différent de celui sur qui tu projettes. (...) En faisant cela inconsciemment, tu essaies de garder loin de ta conscience le fait que tu t'es attaqué toi-même, et tu t'imagines ainsi que tu t'es mis en sécurité[67]. »

Il est vrai que par nos interprétations projectives inconscientes, c'est à nous que nous faisons le plus mal, car lorsque nous interprétons les paroles et les actions de nos déclencheurs, nous abandonnons nos blessures. Pourtant, ce ne sont pas nos déclencheurs qui ont besoin de notre attention quand nous sommes blessés, mais les émotions qui nous font les juger et que nous refoulons parce qu'elles nous dérangent beaucoup plus que ceux qui les ont réveillées. C'est pourquoi nous projetons ces émotions sur eux croyant ainsi leur échapper. Cependant, elles ne disparaissent pas pour autant.

Accueillir notre vécu quand nous sommes blessés, c'est-à-dire accepter notre peine, notre ressentiment, notre colère voire notre haine comme étant des émotions normales, nous ouvre à l'acceptation des autres tels qu'ils sont. Accepter que nous nous défendons aussi par le rejet, le blâme, la critique, la projection nous permet de mieux comprendre les autres et de les aborder avec plus de discernement. Cela dit, je reconnais que nos déclencheurs sont souvent les êtres que nous aimons le plus. Si nous voulons rester en relation avec eux, nous ne pouvons faire comme s'ils n'existaient pas quand ils nous blessent. D'ailleurs, n'ont-ils pas aussi une certaine responsabilité ? Si oui, que faire avec la part qui leur appartient ?

---

67 Fondation pour un cours en miracles. *Un cours en miracles*, Montréal : Éditions du Roseau, 2005, p. 103.

Laisser à l'autre sa responsabilité

Au cours des nombreuses années de ma pratique de thérapeute de couple et de formatrice en thérapie relationnelle, je n'ai jamais rencontré de problèmes de relations qui ne dépendaient que d'une seule des personnes impliquées. Les deux ont toujours leur part de responsabilité dans le conflit ou le dysfonctionnement. Les deux sont prisonnières d'un système dans lequel elles se blessent mutuellement croyant, à tort, que le seul coupable c'est l'autre. Dans ce cas, le travail consiste à accueillir les personnes concernées et à les aider à déplacer vers elles le regard qu'elles portent sur l'autre.

Cependant, nous ne sommes pas toujours en situation thérapeutique. Lorsque nous sommes atteints dans nos blessures profondes, que pouvons-nous faire pour rétablir la relation avec nos déclencheurs en plus d'entreprendre un travail d'acceptation de nous-mêmes ? N'y aurait-il pas lieu de leur exprimer les résultats de notre démarche et d'attendre qu'ils en fassent autant ? Je répondrai à cette question par un exemple personnel.

Lors d'une soirée d'anniversaire où nous étions plus de trente personnes, une amie s'est sentie rejetée par moi parce que je ne lui avais pas parlé. Elle m'a reproché assez durement de l'avoir ignorée et de ne pas lui avoir accordé d'importance alors qu'elle se croyait une personne significative pour moi. Ma réaction défensive à ses reproches a d'abord été de lui expliquer mon comportement plutôt que d'écouter et d'exprimer les émotions qu'elle venait de déclencher en moi. J'ai reconnu qu'en effet, j'avais été occupée à parler à plusieurs invités et que je ne lui avais pas consacré de temps. Je lui ai expliqué que je n'avais eu aucune intention de l'ignorer, encore moins de la rejeter, mais que c'était une question de circonstances. Finalement, je lui ai dit que j'étais touchée par l'importance que j'avais pour elle et que j'étais peinée qu'elle ait interprété cette situation comme un manque de considération de ma part.

Comme il s'agissait d'une conversation téléphonique, j'ai pris conscience, après avoir raccroché, que j'avais refoulé un malaise qui devenait de plus en plus intense à cause des pensées de critiques et de jugements qu'il suscitait en moi. J'étais consciente que ce malaise ne venait pas seulement des reproches de mon amie, mais du fait que ses paroles avaient fait remonter en moi toute la souffrance de la blessure causée par la culpabilisation dans le passé. Cependant, malgré mes efforts pour accueillir ma culpabilité, je n'arrivais pas à trouver la paix intérieure que je recherchais. J'étais happée par ce sentiment dont j'avais honte et que je jugeais démesuré même si j'en connaissais la cause. J'ai tenté par tous les moyens de m'en dégager, mais sans y arriver. Puis, impuissante, j'ai finalement lâché prise. L'idée m'est alors venue d'aller vers ma bibliothèque et d'y choisir un livre dont la lecture pourrait me soulager. À ce moment-là, j'ai eu le sentiment d'être dirigée vers un ouvrage précis que j'ai ouvert au hasard. Une phrase a alors attiré mon attention : « Lorsque nous tombons dans le piège de constater que les autres doivent travailler à certains problèmes, nous pouvons être certains que nous devons aussi y travailler[68]. »

Ce message qui ne m'était pourtant pas inconnu a agi comme une lumière dans la nuit. À cet instant-là, il m'a rejointe tellement profondément que je me suis mise à pleurer.

68 Coit, Lee. *Être à l'écoute de son guide intérieur*, Montréal : Un Monde Différent, 2008, p. 108.

Ces larmes m'ont complètement libérée de mon sentiment de culpabilité. Grâce à cette phrase lue à ce moment particulier, j'ai compris le fonctionnement qui me laissait prisonnière de mes émotions. J'ai pris conscience que, mentalement, je me défendais de ma souffrance avec les mêmes mécanismes que ceux de mon amie. Je lui reprochais sévèrement de m'avoir durement responsabilisée de ses malaises et je la responsabilisais de ceux qu'elle avait déclenchés en moi. À cause de ce fonctionnement défensif, ma souffrance s'intensifiait parce qu'en la responsabilisant je perdais le pouvoir de m'en libérer. Mon mieux-être ne dépendait plus de moi, mais d'elle. Dans mes pensées secrètes, je voulais qu'elle reconnaisse son erreur et qu'elle s'en excuse. En pensant ainsi, je me plaçais en position de pouvoir par rapport à elle, car je croyais, inconsciemment, que son changement de comportement arriverait à me soulager. Le plus difficile a été d'accueillir ma vulnérabilité, de m'accepter dans un fonctionnement que je jugeais fautif de sa part et de lui laisser la responsabilité de son vécu et de ses mécanismes défensifs sans tenter de la changer. Ces prises de conscience et cette acceptation m'a rendue plus tolérante envers elle lorsque, par la suite, nous avons parlé de cet événement qui avait éveillé sa blessure d'abandon et ma blessure de culpabilité.

Une fois cette démarche de retour vers soi et d'acceptation de soi accomplie, doit-on ou non en parler avec le déclencheur? Si oui, que lui dire? Le choix de s'exprimer ou non dépend du type de relation que nous avons avec lui, de la situation et de nos besoins. En ce qui me concerne, à moins d'une trahison grave qui m'enlève toute confiance en l'autre, je choisis presque toujours de m'exprimer avec les personnes qui sont proches de moi affectivement, car j'accorde beaucoup d'importance à la relation authentique, et à ce qu'elle a de nourrissant et de propulseur. Je n'aime pas laisser mes relations significatives se détériorer à cause du non-dit. Cependant, quand je rencontre l'autre, je ne le fais plus avec l'attente qu'il reconnaisse sa responsabilité et qu'il s'excuse. Autrement dit, mon but n'est pas de l'amener à reconnaître ce que je crois que sont ses torts parce que je ne les connais pas réellement. Il est d'ailleurs possible que mes interprétations m'aient éloignée de la réalité. Seule la personne concernée peut m'informer des intentions tapies derrière ses gestes, ses paroles ou ses actions. Mon but est de rétablir la relation et surtout d'exprimer mon vécu et ce qui chez l'autre l'a déclenché en évitant autant que possible de l'interpréter. J'exprime aussi mes besoins puis je fais confiance à l'ici et maintenant de l'échange pour la suite.

L'expression du vécu est généralement nécessaire dans la résolution des problèmes relationnels à condition qu'il ne soit pas lancé à la face de l'autre comme une grenade. Je ne suis pas favorable au vécu-roi pas plus qu'à l'enfant-roi. Certaines personnes, par l'expression de leurs émotions, prennent du pouvoir sur les autres et les responsabilisent subtilement de leurs malaises. Derrière les mots « peine », « peur », « colère », se cachent un reproche, un jugement, une accusation ou une critique. Ces gens-là utilisent leur vécu pour se *victimiser*. Après, ils se demandent pourquoi ils n'ont pas été accueillis. Ils oublient ou ne savent pas que 93% de ce qui est perçu dans une communication, c'est la vérité intérieure. Pour rétablir la relation, il est donc fondamental de ne pas lancer nos émotions comme des cailloux dans un étang ni de s'en servir pour culpabiliser nos déclencheurs. L'expression débridée du vécu émotionnel n'est pas une panacée universelle. Tout un travail d'écoute de soi, d'identification et d'acceptation de ce qui se passe au cœur de notre être est nécessaire pour exprimer ensuite fidèlement ce que nous ressentons sans être défensifs. L'objectif n'est pas de nous défouler sur l'autre, mais de nous rencontrer nous-mêmes pour mieux rencontrer l'autre par la suite. Il arrive que la rencontre avec nous-mêmes soit suffisante et que, après l'avoir faite, le besoin d'exprimer notre vécu ne soit plus présent. Il est tout simplement remplacé par un changement de pensées, d'attitude ou de comportement de notre part. Somme toute, ce qui importe dans le cas de difficultés relationnelles, c'est surtout d'établir une relation authentique avec notre être intérieur.

La paix que nous ressentons quand nous agissons pour nous et non contre l'autre est indescriptible. Lorsque nous jetons notre vécu à la figure de notre déclencheur ou que nous essayons de lui faire avouer ce que nous considérons comme des erreurs de sa part, nous nous plaçons en position de victimes, nous prenons du pouvoir sur lui et, à cause de nos attentes, nous ne pouvons entendre ce qu'il a à nous dire. Quand l'autre se sent libre d'être lui-même sans être coincé par nos projets sur lui, sans être jugé ni critiqué, la plupart du temps il se livre authentiquement parce qu'il ne se sent pas menacé. C'est pourquoi il est si bénéfique de laisser à nos déclencheurs la tâche de découvrir leur responsabilité et de s'en occuper plutôt que de la leur pointer du doigt et de les contrôler. Ce qui importe, c'est de s'occuper plutôt de la nôtre en nous investissant dans une démarche d'acceptation de nous-mêmes. Cette démarche nous aidera à mieux comprendre nos déclencheurs quand nous sommes blessés. Grâce à elle, nous découvrirons que **nous entretenons nos souffrances parce que nous attendons des autres qu'ils nous soulagent et parce que, très souvent, nous leur reprochons ce que nous leur faisons nous-mêmes.**

Toutefois, attendre que nos déclencheurs reconnaissent leurs torts ne représente pas le seul écueil qui nous empêche de les accepter tels qu'ils sont. Il y a aussi notre tendance à les prendre en charge, spécialement dans leur vécu désagréable. Par cette prise en charge, nous nous imposons une responsabilité qui ne nous appartient pas.

En évitant de déclencher des malaises chez les autres, nous croyons, à tort, que nous contribuons ainsi à leur bonheur. Pourtant, cette attitude d'apparence altruiste est une forme d'égocentrisme déguisé parce qu'elle est très souvent motivée par la peur plutôt que par l'amour. Par peur de nous sentir coupables ou impuissants ou par peur d'être jugés, critiqués, rejetés, abandonnés ou humiliés, nous entretenons un manque de confiance en notre capacité à entendre les réactions désagréables de ceux qui nous dérangent. Nous nourrissons inconsciemment la croyance que nous sommes trop *faibles* psychiquement pour affronter les malaises que nous déclenchons chez les autres ainsi que leurs réactions défensives. De cette attitude naît une frustration qui nous empêche de les accepter tels qu'ils sont parce qu'ils deviennent des poids qui nous privent d'une liberté que nous nous enlevons nous-mêmes.

Je travaille constamment à laisser aux autres la responsabilité de leur vécu et à faire davantage confiance en ma capacité d'entendre leurs malaises sans les prendre en charge quand je les déclenche, ce qui est très difficile pour moi. Ce qui m'aide, c'est de savoir que, même si mes actions et mes paroles sont motivées par l'amour sincère de moi-même et de l'autre, je peux quand même le déranger et éveiller ses blessures. Ce qui m'aide aussi, c'est d'avoir compris que le comportement de sauveur résulte d'un manque d'accueil de ma vulnérabilité et d'un manque de confiance en l'autre.

Plus nous prenons les autres en charge, plus nous nous attendons à ce qu'ils en fassent autant avec nous. « C'est à nous à porter l'entière responsabilité de nos émotions, nous dit Thalmann. (...) En faisant croire à l'autre qu'il a le pouvoir sur nos émotions, nous pouvons le culpabiliser[69]. » Ce système nous emprisonne : nous nous sentons coupables du vécu de l'autre et nous le culpabilisons de celui qu'il déclenche en nous. Comment en arriver à nous accepter et à accepter l'autre si nous ne récupérons pas nos projections et si nous ne lui laissons pas la responsabilité de ses émotions en assumant la nôtre ? Comment nous sentir libres dans nos relations si nous nous enlisons dans le comportement d'un *sauveur* ou encore dans celui d'une *victime* ?

Se libérer de la *victimite*

L'un des moyens les plus efficaces que je propose pour en arriver à accepter l'autre tel qu'il est, consiste à nous libérer de cette aliénante *maladie* psychique transmise de génération en génération qu'est la *victimite*. Elle est la forme la plus subtile et la plus pernicieuse qui soit de pouvoir sur les autres et de perte de pouvoir sur nous-mêmes parce qu'elle suscite la pitié et la culpabilité et non l'amour. Devant une victime, si nous ne prenons pas conscience de ce que nous vivons, nous devenons des *sauveurs*, c'est-à-dire que nous prenons en charge sa souffrance. La conséquence en est que nous aggravons ainsi sa *maladie* et que nous empoisonnons imperceptiblement la relation. Pour sortir du système victime/sauveur, il peut être très utile de connaître les caractéristiques de ceux qui sont atteints de cette asservissante manière de se défendre contre leur souffrance[70].

69 THALMANN, Yves-Alexandre. 2005, *op. cit.*, p. 170.

70 Pour en savoir davantage sur le sujet, j'encourage le lecteur à lire l'ouvrage d'Annie Marquier *Le pouvoir de choisir*, pp 43 à 96 et celui de Guy Corneau, *Victime des autres, bourreau de soi-même*.

La victime est une personne qui se défend de son insécurité, de son impuissance et de ses peurs par la bouderie, le silence, la plainte, l'apitoiement, l'autopunition, la manipulation et la culpabilisation. Centrée sur les torts des autres et ne voyant pas les siens, elle dramatise et grossit l'offense. Elle rend donc les déclencheurs de ses blessures responsables de ses souffrances. On la reconnaît surtout en ce qu'elle a tendance à critiquer ou à ridiculiser le plus souvent en leur absence ceux qui l'ont blessée pour qu'on prenne sa défense contre eux. Elle se cherche constamment des appuis.

Ce phénomène de confluence se produit fréquemment dans les milieux de travail mais surtout dans les familles. L'exemple suivant est particulièrement touchant. Il m'a été raconté par une dame de plus de 50 ans que j'appellerai Madeleine. Cette femme avait grandi avec un père qu'elle adorait, mais qui n'aimait pas les membres de la famille de sa mère dont il était divorcé. Il se plaignait constamment de l'un de ses beaux-frères qui l'avait humilié, d'un autre qui l'avait ridiculisé, d'une belle-sœur qui l'avait critiqué. Il les décrivait comme étant des hypocrites, des jaloux et des menteurs. Madeleine a grandi avec la conviction que sa mère, ses grands-parents, de même que ses tantes et oncles maternels étaient de bien mauvaises personnes. Pendant des années, elle a cultivé cette croyance et s'est posée en défenderesse d'un père injustement traité. Elle jugeait et critiquait la belle-famille de sa mère alors qu'elle n'avait aucune raison personnelle de le faire. Elle avait plus de 40 ans et plusieurs années de travail sur elle-même lorsqu'elle a réalisé que son père avait aussi sa part de responsabilité dans les conflits permanents qu'il entretenait avec la famille de son ex-épouse. Affranchie de ses préjugés, elle a alors découvert dans la famille de sa mère des personnes bien différentes de celles qu'elle avait imaginées à partir des critiques de son père.

Cette triste situation se rencontre souvent au moment des séparations lorsque les parents prononcent devant leurs enfants des paroles destructrices par rapport à leur ex-conjoint. On la retrouve aussi quand celui qui a été blessé par un membre de la famille se met à le critiquer et à le démolir en présence des autres. Je pense à Louise, par exemple, qui détestait sa tante Georgette parce que sa mère l'avait décrite comme un être exécrable.

Ayant moi-même été témoin d'expériences semblables quand j'étais jeune, je n'ai jamais impliqué mes enfants dans les difficultés relationnelles que j'ai connues avec des membres de la famille ou avec d'autres personnes qu'ils connaissaient bien. Je savais le tort que je pouvais leur causer et celui qu'à long terme je pouvais me causer à moi-même si j'agissais de cette manière. J'aurais pu perdre la confiance qu'ils avaient en moi. Je voulais que leur relation avec eux ne soit pas faussée par mon expérience à moi, mais qu'elle se crée à partir de la leur. Je ne voulais pas les priver de leur liberté et perdre la mienne. Leur autonomie psychique est aujourd'hui ma récompense.

Cette tendance qu'a la victime à *critiquer dans le dos* pour s'allier des sauveurs de même que tous les autres mécanismes défensifs dans lesquels elle tombe pour se libérer de ses souffrances ne font pas d'elle une mauvaise personne, mais une personne meurtrie par ses blessures. Si nous sommes honnêtes, nous pouvons reconnaître que nous portons tous une victime plus ou moins active en nous. Quand nous sommes blessés, elle est notre véritable ennemie, beaucoup plus que nos déclencheurs, parce qu'elle influence nos pensées et nous maintient dans une position de faiblesse par rapport à eux. De plus, quand nous nous *victimisons,* nous leur faisons inconsciemment ce que nous n'acceptons pas qu'ils nous fassent.

Guérir de la *victimite,* c'est d'abord en prendre conscience et accepter les sentiments d'insécurité et d'impuissance ainsi que les réactions défensives que suscitent ces sentiments. L'ouverture à reconnaître honnêtement nos propres fonctionnements de victimes sans nous juger nous permettra d'accepter ceux des autres et de les comprendre. Cette ouverture nous permettra également d'accepter que ceux qui nous dérangent sont le plus souvent ceux qui nous ressemblent à certains points de vue.

Accepter les ressemblances

Georges connaît de très graves problèmes avec sa fille adolescente qui le confronte quotidiennement. Il lui reproche de lui manquer de respect, de mentir, de vouloir toujours avoir raison et d'être complètement désordonnée. Il ne voit pas qu'il incarne parfaitement ce portrait. Il ignore également que la seule façon d'influencer favorablement son enfant, c'est d'abord de reconnaître qu'elle lui ressemble et ensuite, de travailler sur lui-même plutôt que de vouloir la changer. Les résultats arrivent très rapidement quand nous procédons de cette façon parce qu'ils ne dépendent pas de l'autre, mais de nous-mêmes.

Très souvent l'enfant et le parent qui nous dérangent le plus sont ceux qui présentent des caractéristiques semblables, voire identiques aux nôtres. Chez certains, ces caractéristiques sont évidentes. Chez d'autres, elles sont souvent réprimées. Ceux-là agissent dans le sens contraire de ce qui les dérange pour être différents de leurs déclencheurs alors qu'au fond ils ne le sont pas. Ils sont en réaction contre le monde extérieur et contre eux-mêmes, ce qui explique pourquoi leur attitude ne sonne pas juste. En jugeant et en critiquant les autres, c'est eux-mêmes qu'ils dénigrent inconsciemment. Leur attitude envenime leurs relations, provoque des réactions contraires à celles qu'ils recherchent et entretient leur sentiment d'impuissance.

La plupart du temps, lorsqu'une personne nous dérange, c'est généralement parce que nous n'acceptons pas ce qui, en nous, lui ressemble. Il est d'ailleurs fort possible que nous n'en soyons même pas conscients. Le meilleur exercice que je puisse proposer pour améliorer efficacement votre relation avec ceux qui vous troublent ou vous importunent est le suivant.

1. Pensez à la personne qui vous dérange le plus en ce moment.
2. Dressez la liste de ce qui vous fait réagir chez elle.
3. Relisez ce que vous avez écrit et soulignez tout ce que vous reconnaissez de vous-mêmes dans ce que vous lui reprochez.
4. Choisissez le trait qui vous choque le plus, par exemple : argumenter pour avoir raison ou mentir ou encore râler pour tout et pour rien.
5. Remémorez-vous les situations où, dans votre relation avec cette personne, vous *avez agi* ou *avez pensé* ainsi.
6. Observez si vous adoptez ce comportement avec d'autres personnes en vous référant à des situations précises.
7. Prenez le temps de ressentir ce que vous vivez en ce moment devant cette réalité : honte? culpabilité?

regret ? peine ? colère ? indifférence ? ... Avez-vous tendance à nier votre responsabilité ? Si c'est le cas, soyez encore plus attentif à votre vécu.

8. Qu'est-ce que vous souhaitez changer par rapport à vous-mêmes et par rapport à cette personne pour vous sentir mieux ?
9. Refaites le même exercice avec une deuxième caractéristique qui vous dérange et que vous reconnaissez posséder.

Pour que cet exercice soit bénéfique, il est essentiel que vous soyez honnête avec vous-même. **L'honnêteté envers soi-même est absolument indispensable à toute démarche d'évolution.** Elle réduit considérablement les problèmes de toutes sortes, particulièrement les difficultés relationnelles. Donc soyez honnêtes dans l'exécution de cet exercice. Le but n'est pas de vous blâmer, ce qui serait aussi néfaste que de blâmer la personne qui vous déclenche, mais d'être bon pour vous-mêmes et de vous accepter comme vous êtes. Ne vous inquiétez pas, vous n'êtes ni méchant ni anormal. Vous êtes blessé comme l'était le parent ou l'enseignant qui est à l'origine de votre blessure. Ne vous reprochez rien. Remerciez plutôt votre mécanisme de défense de vous avoir protégé jusqu'à maintenant et dites-lui que vous avez moins besoin de lui.

Si toutefois vous ne voyez aucune ressemblance entre votre déclencheur et vous, c'est que vous avez à développer ce qui vous gêne en lui. Par exemple, si vous trouvez qu'il parle trop, c'est probablement que vous ne vous exprimez pas assez. Si vous le trouvez trop centré sur lui-même, c'est sûrement que vous ne l'êtes pas suffisamment. Cette démarche de prise de conscience et d'acceptation de certaines parties de vous-mêmes qui vous perturbent chez les autres, est, en fait, un processus de transformation intérieure. Elle vous procurera une grande paix, parce qu'elle vous rendra beaucoup plus tolérant envers celui qui vous fait réagir. Pour ressentir cette paix le plus souvent possible, l'accueil de nos ressemblances avec nos déclencheurs est un moyen très efficace au même titre que l'accueil de tout ce qui fait de nous et d'eux des êtres totalement différents.

Respecter les différences

« *Accepter les autres, c'est reconnaître qu'ils sont différents de moi,* écrit Hubert Auque. *Il est en effet impossible d'entrer en relation avec autrui si l'altérité n'est pas reconnue*[71]. »

S'il est vrai que nous ressentons des émotions que ressentent aussi les autres et que nous nous défendons souvent de la même manière qu'eux, il n'en reste pas moins que nous sommes très différents les uns des autres. Ces différences que nous voyons partout dans la société semblent se manifester plus fortement dans nos relations affectives. Nous pouvons les utiliser pour créer nos vies ou en faire des sources de conflits. Nous avons, en effet, la possibilité de choisir de respecter les valeurs, les blessures et les cheminements des personnes qui nous entourent ou encore celle de les juger, de les critiquer, voire de mépriser leurs différences.

Quand mon mari et moi avons laissé nos responsabilités au Centre de Relation d'Aide de Montréal et que nous avons commencé à vivre ensemble l'expérience des vingt-quatre heures sur vingt-quatre, sans travail et sans enfants, l'adaptation à notre nouvelle vie a connu certains moments difficiles. Notre relation, depuis ses débuts, avait reposé

71 AUQUE, Hubert. *Peut-on apprendre à être heureux?* Paris : Albin Michel, 2003, p. 205.

sur l'action et la réalisation de projets communs. Dans ce contexte, nous avons réussi à établir clairement nos territoires professionnels en fonction de nos besoins et de nos talents, à être particulièrement efficaces et à fonctionner dans l'harmonie.

Arrêter de *faire* et de nous activer n'a guère été facile. Autant nos différences avaient été sources de création et de réalisation dans l'action créatrice, autant elles pouvaient parfois devenir sources de malaises dans l'inaction. François est l'homme du présent et du plaisir. J'étais alors prisonnière du devoir et centrée sur le futur. Son esprit racinien se conjuguait parfaitement bien avec mon esprit cornélien lorsque nous étions actifs professionnellement. J'appréciais énormément sa disponibilité, sa souplesse, sa serviabilité et son ingéniosité du moment. Il reconnaissait les bienfaits de ma vision globale, de ma capacité à prévoir et de mon sens de la structure, des responsabilités et de l'organisation. Nous nous complétions merveilleusement bien. Cependant, dans l'inaction, j'étais dérangée par le fait qu'il priorisait toujours le plaisir et le moment présent. D'une part, je l'enviais de prendre la vie comme un jeu et d'autre part, je le jugeais, coincée que j'étais par la conviction qu'il fallait prendre la vie plus au sérieux et l'affronter avec discipline et volonté. Le fait qu'il n'agisse pas dans le sens de mes valeurs me dérangeait. Je réagissais à sa désinvolture comme si la similitude de nos valeurs était essentielle à notre harmonie relationnelle. J'essayais de le contrôler sachant pourtant depuis le début de notre relation qu'il est incontrôlable.

J'ai mis du temps à accepter ces différences. Ce qui m'a aidée le plus fut d'observer qu'il était toujours détendu et moi, souvent stressée. Le fait que le plaisir soit une valeur importante pour lui et que sa vie se déroulait avec beaucoup moins d'efforts que la mienne a suscité en moi une remise en question de mes priorités. Pourquoi ne pas me donner enfin du bon temps ? Pourquoi ne pas être un peu moins disciplinée ? Je me suis dit que je pouvais profiter davantage de la vie moi aussi et atteindre mes objectifs dans le lâcher-prise et la facilité.

L'acceptation de sa différence et de la mienne a favorisé un changement salutaire dans ma vie. J'ai pu appréhender mes problèmes de stress avec plus de discernement, lâcher le contrôle et me laisser consciemment influencer par ses valeurs sans toutefois rejeter les miennes. J'ai trouvé alors un équilibre qui me convient toujours aujourd'hui. Par exemple, je consacre environ deux heures par jour à la rédaction de cet ouvrage. Je reste très disciplinée dans le respect de ces deux heures. J'y prends beaucoup de plaisir parce que c'est peu. Ainsi, je ne suis jamais fatiguée ou stressée quand j'écris. J'occupe le reste de mes journées en m'accordant beaucoup plus de temps qu'auparavant pour d'autres activités agréables comme la marche, la lecture, la cuisine, le Qi-Gong, la méditation et la relation. De cette façon, je suis tellement plus en mesure d'apprécier le moment présent.

L'acceptation de la différence de l'autre présente donc des avantages indéniables en ce qui concerne le respect des valeurs. Elle en a aussi dans le rapport aux blessures.

D'une manière générale, nous percevons les autres en nous prenant comme points de référence. Comme nous l'avons vu précédemment, l'une des plus importantes sources de conflits relationnels réside dans la projection inconsciente. Malheureusement, nous oublions trop facilement que nous sommes tous le résultat de nos expériences de vie. Ces dernières ainsi que les marques négatives qu'elles ont laissées en nous font de nous des êtres dont les blessures diffèrent. Dans une relation affective, par exemple, l'un peut difficilement accepter la réaction intense de l'autre à l'humiliation. Il ne peut comprendre ce que celui-ci ressent parce qu'il n'est pas affecté par cette blessure ou, s'il l'est, il n'est pas touché par le même type de déclencheurs. J'ai un jour entendu un homme dire à son épouse terriblement angoissée par un sentiment profond d'humiliation : «Tu t'en fais pour rien. Arrête de t'énerver avec ça. Il m'est arrivé la même chose l'année dernière et je t'assure que ça ne m'a pas empêché de dormir.» Il lui parlait ainsi parce qu'il voulait la soulager de sa souffrance et se libérer de sa propre impuissance.

Dans une relation de couple, il est fondamental que les conjoints identifient leurs propres blessures et celles de l'autre et qu'ils respectent l'intensité de la souffrance de l'autre sans la comparer à la leur[72]. Savoir, par exemple, que notre conjoint est très affecté par le rejet et le ridicule à cause de ses expériences passées alors que nous le sommes par la trahison et la dévalorisation, peut nous aider à l'accepter et à l'écouter sans réprimer ses sentiments. **Nous ne pouvons demander à nos amis, à nos enfants, à nos compagnons ou compagnes de vie de réagir comme nous aux mêmes déclencheurs. Il est possible que ce qui blesse l'autre puisse nous laisser indifférents. L'un n'a pas raison et l'autre tort. Les deux, s'ils sont authentiques, ont ce droit absolu à la différence de leurs émotions.**

72 Pour travailler vos blessures tant individuellement qu'en couple, procurez-vous mes deux ouvrages suivants : *Petit cahier d'exercices pour identifier les blessures du cœur* et *Petit cahier d'exercices pour soulager les blessures du cœur*, publiés chez Jouvence.

Accepter que nous vivons les événements de la vie différemment des autres et que nos réactions diffèrent des leurs facilite l'acceptation de leur vécu et de leurs goûts et contribue à ce que nous construisions nos relations avec eux sur la base de l'amour, dans le respect des différences, plutôt que sur le jugement. Nous sommes plus ouverts alors à accepter que nous avons tous un cheminement unique et que nous franchissons tous des étapes d'évolution différentes dans tous les domaines de nos vies. Croire que les routes que nous empruntons sont meilleures que celles que prennent nos amis ou nos conjoints, tant sur le plan personnel que professionnel, c'est se placer en position de supériorité et c'est ne pas respecter leurs différences. Chacun a un chemin qui lui est propre et le seul travail que nous ayons à faire est de trouver le nôtre dans le respect de celui des autres, aussi humble et terre-à-terre soit-il.

Le statut social, le diplôme, la profession, le métier ou la situation financière n'ont absolument rien à voir dans le choix de mes amis. Je suis toujours mal à l'aise avec ceux qui cherchent à me prouver quelque chose parce que je suis sensible à leur sentiment d'infériorité et à leur grand besoin non conscient ou non avoué d'être reconnu. Mon malaise vient surtout du fait qu'il est impossible d'être en relation véritable avec une personne qui veut prouver qu'elle est, qu'elle sait ou qu'elle a autant ou plus que nous. Ceux à qui je réserve mon amitié sont des gens simples et vrais, peu importe ce qu'ils font dans la vie. Ce qui importe pour moi, c'est la rencontre cœur à cœur en ce lieu où, quelles que soient les dissemblances, nous nous sentons proches en tant qu'êtres humains.

Pour faire l'éloge du respect des différences, je n'ai pas trouvé de mots plus justes et plus percutants que ceux qu'utilise Christiane Singer dans N'*oublie pas les chevaux écumants du passé*. Voici ce qu'elle écrit :

« Toutes les manières d'être homme sont la bonne. (...)

Chaque manière d'être homme est bien trop particulière pour prétendre à être universelle. (...)

L'authentique rencontre est rare. Il existe deux mécanismes pour l'éviter à tout prix.

Le premier est de rejeter l'autre par délit de différence.

Le second est de le « gober » puisqu'il n'y a pas de différence entre lui et moi.

Le premier fait de l'altérité un obstacle insurmontable et exclut la rencontre. Le second veut escamoter la différence pour s'économiser toute friction. Ces deux attitudes sont à dégoupiller car (...) elles sont toutes deux des grenades qui finiront par exploser à l'épreuve de la réalité. (...)

Il faut oser le voir : les hommes sont profondément différents les uns des autres. De même que les cultures. S'ils sont égaux, c'est en différence. (...) Personne ne peut être contraint – ou contraindre un autre – à être moins différent que tous les autres. (...)

Et si l'essentiel d'une vie consistait à accueillir l'ébranlement, la secousse, le dérangement causé par l'autre ?

L'invitation n'est pas de mélanger les différences dans une soupe immonde – one way of life – ni d'abandonner nos visions et nos loyautés, mais de les faire se frotter comme silex pour qu'en jaillissent les étincelles qui éclaireront la nuit du monde[73]. »

Ces paroles sont tellement belles et me rejoignent tellement qu'il me semble que je n'ai rien à ajouter sinon que

73 Singer, Christiane. 2007, *op. cit.*, pp. 74 à 85.

c'est de la communication authentique que « jaillissent les étincelles qui éclaireront la nuit du monde. »

Communiquer, communiquer, communiquer

J'ai toujours été une personne relationnelle. Je dois mon intérêt pour les relations humaines en grande partie à mon père. Grâce à lui, j'ai expérimenté très jeune le bonheur d'*être en relation*. Il avait cette sensibilité à l'autre, cette capacité d'écoute, cette force d'expression profonde et authentique qui me faisaient du bien. J'ai vécu avec lui des moments de grâce qui m'ont fait croire en ce pouvoir guérissant de la relation vraie. Ce qui me fascinait avec lui et me fascine encore dans mes autres relations, c'est cette rencontre avec l'autre, cette communion intime relative à l'investissement de tout notre être. J'aime ces moments où la confiance et la sécurité invitent à l'abandon, ces moments qui nous font croire en la grandeur, la beauté et la bonté de l'être humain. J'aime ces rencontres où la magie de l'acceptation opère et nous fait croire que l'amour, le vrai, existe. J'apprécie ces instants empruntés à l'éternité qui nous rapprochent, nous unissent et nous font oublier nos blessures. J'aime ces moments où la magie de l'authenticité peut racheter toutes les douleurs et soulager toutes les souffrances déclenchées par une parole blessante, un geste maladroit ou un regard méprisant.

La communication authentique s'apprend. Ce n'est pas une technique, mais une façon de rencontrer l'autre qui repose sur des principes bien précis, tant en ce qui concerne l'expression que l'écoute. Je ne répéterai pas ici ce que j'ai largement développé dans *La communication authentique* et dans *Vivre en couple et heureux, c'est possible*, mais je rappellerai que ce type de communication profonde et vraie ne met pas l'accent sur les faits, mais sur les émotions et les besoins de chacun. En nous centrant sur les faits, nous abordons les problèmes relationnels de l'extérieur et risquons d'empirer nos blessures à cause des interprétations différentes que chacun y donne. Par contre, quand chacun exprime son vécu et ses besoins d'être aimé, reconnu ou sécurisé, il parle directement de lui au lieu de le faire par le biais de la projection et de l'interprétation.

Je ne dirai jamais assez l'importance d'apprendre à communiquer, c'est-à-dire d'apprendre à se dire et à écouter, pour faciliter la connaissance et l'acceptation de soi et des autres et pour expérimenter le bonheur d'être en relation. De nombreux cours sont offerts sur la connaissance de soi et sur la communication, tant au Centre de relation d'aide de Montréal que j'ai créé qu'ailleurs. Ils constituent l'un des meilleurs investissements que nous puissions faire pour assurer notre santé personnelle et relationnelle. Rien n'est plus précieux qu'une relation saine et authentique avec nos parents, nos enfants, nos amis et nos collègues, une relation basée sur le respect et l'acceptation de soi et de l'autre. Ce type de relation nous rapproche parce qu'il détruit les préjugés et rétablit la vérité, en nous permettant de vérifier si nos jugements, nos interprétations et ce qu'on a entendu dire des autres est juste par rapport à la vérité intérieure des personnes concernées.

Communiquer, communiquer, communiquer authentiquement pour se découvrir, s'accepter, s'aimer soi-même et pour découvrir, accepter et aimer les autres, voilà la voie de la relation vraie. C'est encore à Christiane Singer que j'emprunte « les mots pour le dire » :

> *Dans les années à venir, la découverte la plus révolutionnaire – j'en mets ma main au feu – sera la relation entre deux*

personnes – sans machine interposée, sans SMS, *sans portable, sans e-mail. L'homme redécouvrira la parole de l'homme et l'oreille de l'homme et cela bouleversera tout de fond en comble.* (...)

... *J'ose insister : l'avenir, ce sont deux humains assis côte à côte en face à face. Ils ont en eux toute l'intelligence de la création et ils s'aident l'un l'autre patiemment à en trouver la trace. J'ose à peine dire ce qu'ils font ensemble tant j'ai peur de heurter la sensibilité contemporaine : ils se parlent*[74].

Ce sens sacré de la relation, Christiane Singer l'exprime autrement dans cet extrait d'un article qu'elle a écrit pour la revue *Terre du Ciel*.

Je n'existe pas. Tu n'existes pas. Mais ce qui existe – et dans quelle lumière ! – c'est ce qui s'est tressé entre nous, ce qui est filé entre nos quenouilles, la relation, l'entre-deux.

Lorsque je comprends tout ce qui détermine mon existence (...), *définit l'exact périmètre de ce qui n'est pas important et que tout ce qui me relie à toute la création est le Vivant – alors seulement la bonne existence peut commencer.*

Car ce qui n'est pas, c'est toi et moi – séparés – et ce qui est, c'est tout ce qui nous relie – tout le champ fluctuant entre nos consciences – cette intensité – cette immensité que nous partageons – cette immensité tendue comme une vaste voilure entre Dieu, *les choses et les êtres.*

(...) *Ce qui n'est pas, c'est l'océan et la terre – séparés –, mais ce qui est, c'est la grève où ils se rencontrent, les tapis de sable qui roulent et déroulent sans se lasser leurs vagues, l'espace de leurs jeux violents et doux. Ce qui n'est pas, c'est le pêcheur et sa barque – séparés –, mais ce qui est c'est la partance et le désir et le vent qui ensemble les fait voguer. Les entités, les choses, les*

74 Singer, Christiane. 2007. *op. cit.*, pp. 56 et 58.

êtres n'existent pas, ce qui existe, c'est le souffle qui les mêle et les soulève[75].

Nous sommes reliés à tout le Vivant. Nous sommes de la même énergie. Communiquer, se parler authentiquement, c'est aller dans le sens de l'énergie commune qui nous constitue. Quand nous atteignons cette forme de communication profonde, les différences individuelles deviennent des parcelles de vie. Lorsqu'elles sont conjuguées, ces parcelles forment des joyaux de lumière qui illuminent nos chemins. C'est notamment par la relation à l'autre que nous apprenons à nous accepter tels que nous sommes, à départager la responsabilité, à nous libérer de la *victimite*, à accepter les ressemblances et à respecter les différences. Somme toute, la communication authentique est un des meilleurs moyens d'en arriver à accepter les autres tels qu'ils sont parce que cette communicaiton n'existe pas sans l'amour et l'acceptation de nous-mêmes. Cette petite histoire que j'ai entendue un jour en témoigne.

Un homme qui ne s'entendait pas avec son épouse, ses enfants, ses voisins et ses collègues a décidé un bon matin de tout quitter pour partir à la recherche d'une personne qui pourrait le rendre heureux. Il a rencontré des centaines d'hommes et de femmes, mais tous finissaient par l'irriter. Déçu et malheureux, il s'enferma dans un monastère, mais il ne supporta pas le silence. Finalement, il traversa la terre pour consulter un sage qui prétendument connaissait la solution à tous les problèmes. Il se plaignit à ce sage d'avoir toujours été malheureux et malchanceux parce qu'il n'avait rencontré sur son chemin de vie que des êtres déplaisants

75 SINGER, Christiane. Dans un article intitulé « *Oui, je choisis de naître* », tiré de la revue Terre du Ciel, N° février/mars 1996.

et détestables. Le sage l'écouta sans broncher et sans l'interrompre. Lorsque notre homme eut terminé de raconter ses déboires, il lui dit : « J'ai ici un enfant abandonné. Je te le confie. Il a ta solution. »

L'enfant était insolent et particulièrement désagréable. L'homme, se sentant incompris, partit avec lui, la rage au cœur, avec l'intention de s'en débarrasser au premier village. Il avançait d'un grand pas, traînant avec lui l'enfant qui se débattait comme un lion en cage. Puis il s'arrêta pour manger. C'est à ce moment que quelque chose de spécial se produisit : il prit conscience que cet enfant c'était lui-même lorsqu'il était petit. Cette constatation le toucha tellement qu'il se mit à pleurer. Lui qui avait toujours eu le cœur sec se voyait maintenant profondément bouleversé. Il comprit qu'en fait ce n'étaient pas les autres qui le rejetaient, mais lui-même. Il prit l'enfant dans ses bras et lui dit, les yeux remplis de larmes : « Viens, n'aie pas peur, je ne t'abandonnerai pas. »

Nous pouvons faire le tour du monde pour trouver la personne idéale, mais, où que nous allions, la seule personne au monde qui nous suivra toujours c'est nous-mêmes. Si nous devenons un véritable ami pour nous-mêmes, les autres le deviendront aussi. Cet amour de soi auquel je reviens toujours est le fondement de la relation. Il passe par l'acceptation de soi, de ce qui est, de ce qui a été et des autres. Il guérit l'âme, le cœur et le corps. Pour le développer, il faut emprunter le chemin de l'acceptation et du lâcher-prise. Pour le développer quoiqu'il arrive, il faut toujours CHOISIR LA PAIX.

Chapitre 6

Choisir la paix

Quand je me lève le matin avec des douleurs qui me donnent envie de pleurer, quand je suis limitée par l'impuissance, quand mes ressources extérieures sont épuisées, quand je me sens complètement démunie, quand rien ne se passe comme je l'avais prévu et voulu, quand j'ai le sentiment de marcher dans les ténèbres, c'est dans l'acceptation et le lâcher-prise que je trouve la lumière. Lorsque je décide d'accepter, j'arrête de m'apitoyer ou de me battre et je deviens instantanément calme. Je peux alors lâcher prise et faire confiance à mes ressources spirituelles. Pour faciliter cette acceptation et ce lâcher-prise, je ne fais rien d'autre que de choisir la paix.

« Accepter, c'est choisir la paix », ai-je écrit dans le premier chapitre. Je consacrerai ce dernier à développer le sens que je donne au mot « choisir » et celui que je donne au mot « paix ». Je présenterai également des moyens qui servent à trouver et à choisir cette paix intérieure qui nous guérit tous et qui, par conséquent, a le pouvoir de guérir l'humanité de la maladie du pouvoir et de la violence dans lesquels elle risque de se perdre si nous oublions que pour obtenir la paix dans le monde, il faut d'abord être en paix avec nous-mêmes.

Choisir

Étymologiquement, le mot « choisir » veut dire « goûter », « savourer », « jouer », « éprouver une sensation, une émotion ». Il fait référence à quelque chose d'agréable. En effet, quand nous faisons un choix ferme, nous nous sentons mieux parce que ce choix élimine le doute qui, lui, fait souffrir. Choisir, c'est cesser d'hésiter, de se torturer, d'entretenir la peur et l'insécurité, c'est prendre une décision.

Le doute maintient sur place. Il nous attache, nous lie. Il est en soi un espace de souffrance parce qu'il est porteur de déchirements, de peurs et de stagnation. Qu'est-ce qui nous fait douter sinon la peur ? La peur de nous tromper, de ne pas arrêter le bon choix, de ne pas accomplir la bonne action. Et si on se trompait, quelles en seraient les conséquences ?

Rester dans le doute, c'est pire que de se tromper parce que c'est se priver de sa liberté de choisir, c'est nourrir l'insécurité et le manque de confiance en soi et en sa partie divine. Quand nous doutons, cela signifie que nous devons effectuer un choix, prendre une décision.

Choisir représente une façon agréable de s'affirmer, une preuve d'amour de soi. La décision rend plus fort intérieurement. Nous gagnons toujours à décider et à choisir. Nous gagnons la paix et le soulagement parce que nous mettons fin à nos déchirants doutes. Prendre une décision ferme s'avère toujours bénéfique si elle est accompagnée du lâcher-prise, si nous nous faisons confiance et si nous passons à l'action.

Décider, c'est cesser de chercher une réponse. La décision est la réponse. Décider, c'est trouver, à la condition de lâcher prise sur les résultats et de s'ouvrir aux messages de la vie. **Prendre une décision, c'est monter une marche sans**

vraiment savoir ce qui nous attend sur la marche suivante, mais en étant convaincu que le recul n'existe pas pour celui qui veut apprendre. De la décision naît une nouvelle expérience qui ne peut être qu'une source d'évolution.

Décider et choisir, c'est faire face à une part d'inconnu, c'est accepter de ne pas tout prévoir, de ne pas tout contrôler; c'est accepter de laisser une partie du contrôle à la vie qui nous habite. **La bonne décision n'est pas celle qui exclut l'erreur, mais bien celle qui inclut l'acceptation de franchir un chemin inconnu et d'apprendre.** Elle inclut une foi profonde en notre capacité à tirer le meilleur de tout ce qu'elle entraîne d'incontrôlable.

Décider, c'est enfin se sentir en possession de son pouvoir. C'est conjuguer le pouvoir humain et le pouvoir divin en nous. C'est pourquoi, lorsque nous prenons une décision ferme, nous ressentons presque toujours une force intérieure, une joie profonde, un sentiment de sécurité indéfectible.

Entretenir le doute nous affaiblit alors que «choisir» nous renforce. Notre pouvoir de choisir fait de nous des êtres libres et importants. Malheureusement, trop souvent nous ne l'utilisons pas. Combien de fois nous entendons-nous dire : «Je n'ai pas le choix.» ou «Je n'avais pas le choix.» alors que nous l'avons toujours. Nous avons, en effet, toujours le choix de ce que nous faisons avec ce qui est. «Ne jamais laisser quelqu'un vous persuader qu'il n'a pas le choix, nous dit Jalenques (...) ou alors c'est qu'il a choisi... de ne pas avoir le choix, c'est qu'il a manqué de confiance pour le faire[76].»

Oui, nous avons le choix. Christiane Singer nous le confirme lorsqu'elle affirme : «La dignité concédée à

76 Jalenques, Dr Étienne. *op. cit.*, p. 64.

l'homme est la possibilité du choix. (...) L'homme doit agréer à son destin et non pas le subir. L'homme doit se lever et dire tout haut : Oui, je choisis de naître. Aussi longtemps que nous n'avons pas dit ce OUI, nous ne fêterons pas de noces. Ma vie ne peut être le produit d'un rapt. Ce sont des noces qu'il me faut célébrer entre elle et moi[77]. »

Choisir de choisir et de décider, c'est choisir de vivre ; c'est être pleinement vivant. Oui nous le pouvons. S'il est vrai que nous ne choisissons pas *consciemment* nos épreuves[78], nous avons toutefois la possibilité de choisir comment composer avec elles. Il en est de même avec nos émotions. Elles se manifestent tout comme les événements imprévus de la vie. Elles envahissent notre cœur à notre insu. Elles tintent nos mimiques, nos gestes, notre attitude. Elles influencent nos pensées et nos actes. C'est vrai que nous ne les choisissons pas *consciemment*, mais nous avons la possibilité de les transformer en les ressentant et en modifiant nos pensées et nos actions. Une expérience que je racontais dans mon journal du 7 octobre 2005 éclaire bien ce que je viens d'affirmer :

> *Ce matin, quand je me suis levée, je souffrais beaucoup physiquement et j'étais déprimée. J'avais plein de pensées négatives qui nourrissaient mon découragement et mon sentiment d'impuissance devant la souffrance, ce qui me rendait passive et sans entrain. J'ai médité, écrit, puis j'ai poursuivi la lecture du livre de* William Glasser : La liberté de choisir. *Un passage a attiré mon attention. Il y disait que nous choisissons nos actions et nos pensées et que ce choix influence nos émotions et notre état physiologique. Il y disait aussi – ce qui m'a choquée – que déprimer est un choix :*

77 SINGER, Christiane. 1996, *op. cit.*, p. 42.

78 À propos du choix en rapport avec l'épreuve, je propose la lecture du chapitre 6 de mon livre paru en 2007: *La guérison intérieure, un sens à la souffrance*. Montréal : Éditions du CRAM, 2007.

« Pour vérifier cette idée ( ) écrit-il, efforcez-vous de faire un choix différent un court moment, une heure au moins. Faites quelque chose d'exigeant physiquement, quelque chose que, dans d'autres circonstances, vous pouvez facilement faire et que vous aimez faire[79]*. »*

Sans nier l'importance de mes émotions que j'ai pris le temps d'identifier et d'accueillir à ce moment-là, j'ai décidé de changer d'action. Au lieu de continuer à lire, j'ai choisi une musique entraînante et je me suis mise à danser en dépit de la douleur. Au début, je le faisais mécaniquement et avec beaucoup d'efforts, sans trop y croire. Puis j'ai décidé d'y mettre mon cœur. J'ai constaté, après quelques minutes, qu'effectivement, je me sentais de mieux en mieux, que je sortais de ma déprime ou plutôt que la déprime sortait de moi.

Cette expérience me fait réaliser une fois de plus l'interinfluence du corps, du cœur et de la pensée. Elle explique pourquoi les spécialistes de la dépression proposent beaucoup d'activités physiques à ceux qui en souffrent.

Le fait de choisir demande souvent un effort, mais cet effort en vaut la peine, parce qu'à hésiter et à douter, nous perdons beaucoup d'énergie, nous faisons du surplace et nous prolongeons la souffrance.

Nous fonctionnons souvent ainsi lorsque nous doutons : nous attendons, nous attendons... jusqu'à ce qu'il soit trop tard. Nous attendons l'illumination, le signe qui nous indiquerait quoi choisir. Nous attendons que quelqu'un ou quelque chose nous donne la réponse. Nous dépendons ainsi de l'extérieur, car nous craignons de nous tromper et de le regretter.

79 GLASSER, William. *La liberté de choisir : s'affirmer sans contrôler,* Montréal : Éditions Logiques, 1999, p. 99.

Nous aurions donc avantage à exercer le *muscle* de la prise de décision, avantage à choisir et à assumer nos choix, parce que dans le doute et l'indécision nous laissons les autres et la vie décider à notre place et nous en venons à ne plus savoir ce que nous voulons.

Pour vérifier si ce que j'avance est vrai pour vous aussi, je vous propose de l'expérimenter en faisant l'exercice suivant :

1. Observez-vous. Voyez si, dans votre quotidien, vous laissez la vie ou les autres décider à votre place.

2. Arrêtez-vous à une situation précise dans laquelle vous entretenez le doute et la peur présentement, une situation où vous versez dans la procrastination parce que vous avez peur de vous tromper ou parce que cela vous demande un effort.

3. Cessez de vous torturer et prenez une décision. Acceptez la possibilité que vous n'obteniez pas les résultats recherchés et soyez confiants que vous ferez un pas en avant de toute façon. Faites confiance et croyez que l'apprentissage que vous en retirerez vous servira par la suite beaucoup plus que la souffrance et la stagnation dans laquelle vous retiennent le doute et la peur. Autrement dit, faites-vous confiance.

4. Passez à l'action en allant dans le sens de votre décision.

5. Une fois ce parcours terminé, prenez le temps de noter ce que vous en retirez.

Nous savons tous que, à certains moments de la vie, la force nous manque vraiment pour faire des efforts. Dans ces moments-là, nous avons malgré tout un choix à faire. Nous pouvons choisir de nous enliser dans le mal-être ou de demander de l'aide. Nous pouvons rester dans la tourmente ou choisir la paix par le lâcher-prise. Notre principal ennemi n'est pas la situation, mais la peur, l'insécurité et le doute qui nous enferment dans l'impuissance.

La question qui se pose toujours quand nous nous sentons coincés par des émotions qui nous contrôlent et nous font souffrir est de savoir quoi décider, quoi choisir. La réponse la plus sûre que je puisse donner à cette question est la suivante : choisissez toujours l'option qui vous apportera la paix.

Choisir la paix

Si j'avais à réécrire *Relation d'aide et amour de soi*, au chapitre des besoins fondamentaux j'ajouterais le besoin de paix parce qu'il est devenu pour moi le besoin de base de ma vie psychique et spirituelle. Quand nous connaissons la paix intérieure, nous possédons l'essentiel. Voici ce que j'écrivais à ce sujet dans mon journal du 25 septembre 2005 :

Il fut un temps où mon plus grand besoin était celui d'être aimée, puis celui d'être reconnue qui me donnait l'illusion d'être aimée. J'ai passé la plus grande partie de ma vie à chercher satisfaction à ces deux besoins-là, ce qui m'a maintenue dans le « faire » et dans une course effrénée pour arriver à « tout faire ». Ce grand besoin d'amour et de reconnaissance fut un piège d'autant plus grand que je ne l'écoutais pas toujours dans l'ici et maintenant des situations de ma vie. J'ai tellement « fait » pour être aimée ! Cela ne m'a pas rendue plus heureuse. J'ai même réalisé qu'il n'y a jamais de fin à cette recherche d'amour et de reconnaissance sans compter qu'elle est sous-tendue par un sentiment subtil et permanent d'insécurité.

Aujourd'hui, je réalise que pour ressentir la sécurité intérieure et un bien-être profond, j'ai tout simplement besoin de trouver la paix.

Seule la paix intérieure m'ouvre à l'amour véritable. Quand je ressens cette paix, j'aime. J'aime vraiment, profondément. J'aime, au lieu de chercher à être aimée.

Je réalise que le besoin d'être aimé peut nous rendre esclaves du « faire » et « des autres » et nous priver de notre capacité d'aimer si nous n'en prenons pas conscience. Chaque jour, j'expérimente, lorsque je suis en paix avec moi-même, que je suis moins prisonnière de mon besoin d'amour.

Je me rends compte de plus en plus à quel point j'ai besoin de ressentir la paix intérieure. Ce besoin est devenu vital pour moi parce que, quand il est satisfait, mes autres besoins le sont aussi. Je me sens alors sécurisée, aimée et libre, fondamentalement libre. J'ai pu vérifier l'importance que j'accordais à cette quiétude quand j'ai lu Debbie Shapiro *dans* L'intelligence du corps. *Elle nous propose de répondre à certaines questions pour découvrir notre objectif de vie. Voici ces questions et ce que j'y ai répondu le* 27 *novembre* 2005 :

Q- *Quand est-ce que je ressens que ma vie a le plus de sens ?*

R- *Quand je suis en paix avec moi, avec les autres, avec l'*Univers.

Q- *Qu'est-ce qui me rend le plus heureuse ?*

R- *La paix intérieure, le silence et la relation vraie.*

Rechercher la paix est une démarche importante à accomplir, mais encore faut-il savoir en quoi consiste cette paix qui guérit et qui nous rend si heureux. Il y a deux sortes de paix : la paix profonde dont je parle ici et la paix des dimanches après-midi dont parle Paulo Coelho dans *Le pèlerin de Compostelle*. Comment les distinguer l'une de l'autre sinon par le ressenti ? La première apporte instantanément la sérénité ; l'autre, l'ennui. Mais il est tellement facile de succomber à la paix des dimanches après-midi, à cette paix sans conflit, sans effort, sans risque, à cette fausse paix qui naît de la peur et de la lâcheté.

Cette paix-là, nous la connaissons tous. Elle n'a rien à voir avec celle dont parle Michel Odoul dans *Un corps pour me soigner, une âme pour me guérir.* « Faire la paix, dit-il, consiste à dépasser (mais pas à nier) la persona, le Moi, l'Ego, pour toucher à l'essence même de l'être. Faire la paix réactive l'âme et dépasse les petits enjeux mesquins, nous rendant, par exemple, capables de tout laisser pour aller consoler un enfant qui pleure. C'est ce qui fait que nous sommes toujours touchés par la détresse humaine et nous rend capables de donner un peu de nous-mêmes. Faire la paix en nous, réconcilier nos petits mois intérieurs, nous rebrancher à la source même de la vie, c'est faire que tous ces flashs de l'âme, ces moments où nous sommes émus, deviennent une attitude permanente et consciente[80]. »

« Cette paix, ajoute Neale Donald Walsch[81], on peut l'atteindre à tout moment. On peut y arriver en se posant une simple question : Que ferait l'amour maintenant ? C'est une question merveilleuse. (…) Elle agit comme par magie. (…) Elle fait disparaître tout doute, toute peur. Elle baigne l'esprit avec la sagesse de l'âme. »

Savoir qu'il n'y a pas de liberté intérieure possible sans elle nous motive encore plus à rechercher cet état de paix décrit par Odoul et Walsch. Cela dit, nous pouvons nous demander s'il existe des moyens pour faciliter l'accès à cette paix et favoriser l'acceptation et le lâcher-prise auxquels elle est inextricablement liée.

80 ODOUL, Michel. 2006, *op. cit.* p. 198.
81 WALSCH, Neale Donald. 2000, *op. cit.*, p. 248.

Comment trouver la paix?

The goal of human experience is to transform ourselves from beings who long to attain power in the physical world to beings who are empowered from within[82].

Pour renforcer notre pouvoir intérieur, il n'existe, à mon avis, aucun moyen plus efficace que celui de pratiquer l'acceptation et le lâcher-prise en choisissant toujours la paix. Cette paix profonde nous pouvons la trouver non seulement dans le repos, mais aussi dans la nature et la beauté. Elle accompagne également souvent celui qui se ménage des plages de silence et de solitude et qui vit pleinement le moment présent.

<u>La paix dans le repos</u>

La génération dans laquelle j'ai grandi a survalorisé le TRAVAIL. Dire d'une personne qu'elle était travaillante rachetait tous ses défauts parce que le mot TRAVAIL était associé dans notre esprit à des réalités positives comme l'ambition, le sens des responsabilités, le sens des valeurs, la reconnaissance, l'approbation. Celui qui se reposait en dehors des dimanches après-midi risquait d'être vu comme un paresseux, ce qui était grave, car la paresse était considérée par la religion comme la mère de tous les vices. Comment se reposer alors sans se sentir coupable?

Je suis perdue. Je ne sais plus où j'en suis. Il faut impérativement que je me repose. Mon corps ne peut plus suivre mon rythme de vie. Il a mal, très mal. Il faut que je sorte de ce tourbillon dans lequel je suis plongée. Je dois arrêter, mais arrêter quoi?

82 Myss, Caroline. *Invisible Acts of Power*, Free Press, 2005, p. 64.

« Le but de l'expérience humaine est de nous transformer de manière à devenir des êtres qui recherchent leur pouvoir en eux-mêmes plutôt que dans le monde extérieur. »

La culpabilité me mène et m'emprisonne. Mes *engagements me pèsent. J'ai besoin de légèreté dans ma vie. J'ai besoin de repos et de détente.*

Cesser de FAIRE, *trouver la paix intérieure dans le non-faire, voilà le secret de ma sérénité. Je suis possédée par des croyances qui m'étouffent, des croyances comme celles-ci :*

- *Je fais donc je suis.*
- *Je prends des responsabilités donc j'existe.*
- *Je travaille, donc j'ai de la valeur.*

Je me comporte comme si je n'existais que dans l'action, comme si dans le repos je n'étais rien. Pourtant, *quand j'arrête, quand je réussis à faire le vide en moi, je me sens reliée à l'univers. Je me sens détendue.* C'est *cette sorte de détente qui manque à ma vie.* C'est *d'elle dont j'ai le plus besoin et que j'ai tant de mal à m'accorder.*

(Journal du 10 janvier 1999)

Comme il m'a été difficile d'apprendre à arrêter ! Il m'a fallu une maladie chronique pour y arriver vraiment. Ma peur de ne pas avoir le temps de *tout faire* et surtout mes exigences de perfection m'empêchaient de me placer dans l'état d'ÊTRE tout simplement. J'exécutais des actions l'une après l'autre pour atteindre des buts. Pour retrouver la santé, par exemple, je me suis lancée dans toutes les directions : « *j'ai fait* » des affirmations, des exercices, de la marche, des prières, des lectures stimulantes, et j'en passe. Cette propension à agir n'était pas mauvaise en soi. Ce qui est triste, c'est le déséquilibre. Je ne prenais pas suffisamment de temps pour RECEVOIR ce que la vie m'offrait. Je me vidais de mon énergie et de mon essence sans me remplir.

J'avais besoin d'apprendre à ÊTRE comme le pommier qui ne fait strictement rien et qui, en étant simplement connecté à la Terre-Mère et à l'Univers, développe un feuillage harmonieux, offre une ombre bienfaisante et produit des fruits d'une saveur exquise. J'avais besoin d'ÊTRE BIEN comme lui, de ressentir un BIEN-ÊTRE intérieur. Si, dans ce mot composé, il y a le terme ÊTRE, c'est que le BIEN-ÊTRE vient ni du FAIRE, ni du SAVOIR, ni de l'AVOIR. Il vient de l'ÊTRE précisément.

Une amie me disait récemment qu'elle avait lu, dans un livre taôiste, que la principale cause du lupus était l'hyperactivité : autrement dit, le «*faire trop*», le manque de repos du corps et de l'esprit. En ce qui me concernait, j'ai reconnu que c'était vrai. J'ai toujours misé sur l'action et la réalisation et maintenant mon corps est épuisé, malade, sans énergie. Il ne veut plus *tout faire*. Je ne peux donc plus prendre ma valeur dans ce que *je fais* comme auparavant. Je ne peux la trouver qu'au cœur de moi-même, en choisissant de laisser la vie *être* en moi. Quand je m'arrête et que je laisse la place à l'énergie divine, quand j'accepte de me reposer et de me détendre, je ressens une paix à l'intérieur de moi.

Choisir cette paix, c'est décider de laisser à l'ÊTRE en nous la possibilité de s'épanouir et de nous procurer sa force, sa sagesse et son savoir. Un des meilleurs moyens que je connaisse pour faciliter ce repos du corps et de l'esprit est le contact avec la nature.

La paix dans la nature

Laisse-toi pénétrer par la force des arbres, par la tendresse des fleurs, par la lumière et la chaleur du soleil, par la fraîcheur de la pluie et par la densité des pierres, et tu connaîtras la paix.

Ce texte que j'ai tiré de mon journal du 1er avril 1999 me rappelle l'histoire d'amour que j'ai entretenue avec la nature depuis ma plus tendre enfance. Quand je suis vraiment présente à elle et à ce qu'elle m'offre sans limites, elle me rapproche de ce qu'il y a de meilleur en moi. Elle a ce pouvoir infaillible de m'unifier, car elle me met en contact avec le meilleur de moi. En effet, rien n'approche plus notre divinité intérieure que la nature. Elle est dans mon expérience de vie, la manifestation directe de son existence en moi. En elle, je trouve toujours la paix, que ce soit près des arbres du parc Lafontaine, des fleurs exotiques du Costa Rica, des sapins couverts de neige des Laurentides ou des champs sauvages de la campagne.

La nature est un modèle de vie. Elle nous est gratuitement offerte pour nous apprendre à ÊTRE, à RECEVOIR et à DONNER. « Elle est », en toute simplicité et sans effort. Elle n'a rien à prouver. Elle sait prendre, sans se sentir redevable, les bienfaits que lui procurent le soleil, la pluie et la terre. Elle sait aussi donner sa fraîcheur, son ombre, sa beauté, son calme, son abondance, ses fleurs et ses fruits. Elle partage avec nous ses richesses. Elle nous ramène avec douceur à l'essentiel. Elle est un des meilleurs moyens que la vie nous offre pour éviter de nous éloigner de notre vérité profonde.

Vivre dans la nature, c'est vivre à la porte du temple qui renferme toutes nos richesses intérieures et spirituelles. Ouvrons cette porte et tous les trésors enfouis, présents en nous, nous seront dévoilés un à un. Donnons-nous du temps pour ÊTRE dans la nature, pour contempler sa beauté, pour bénéficier de sa grâce ; nous nous sentirons alors en harmonie avec nous-mêmes et avec l'univers.

La paix dans la beauté

> « *La beauté n'est pas un besoin, mais un ravissement.* (...)
>
> *La beauté est la vie lorsque la vie dévoile son divin visage.*
>
> *Mais vous êtes la vie et vous êtes le voile.*
>
> *La beauté est l'éternité se contemplant dans un miroir.*
>
> *Mais vous êtes l'éternité et vous êtes le miroir.* »[83]

La beauté est thérapeutique. Jamais je ne ferai assez son éloge. Elle a le pouvoir d'harmoniser les parties divisées de nous-mêmes. Aussi, pour la magnifier, j'emprunterai les mots d'Annie Marquier, car ils rejoignent remarquablement bien mon expérience des bienfaits qu'exerce le beau sur mon âme :

> *Ordre, harmonie et beauté font partie de l'essence de notre être profond. Cette beauté, nous pouvons la trouver partout. La nature nous l'offre, du paysage le plus grandiose jusqu'à la plus petite fleur des champs.* (...)
>
> *La véritable beauté inspire, élève, guérit. Elle est une expression du divin dans la matière, et c'est pourquoi elle nous fait plaisir : notre essence entre en résonnance avec elle.* (...)
>
> *Pour permettre à l'enchantement de la beauté de nous accompagner tous les jours, nous pouvons porter une attention particulière à notre environnement physique, et choisir de nous entourer de beauté ; non pas de luxe, mais de beauté.* (...)
>
> *Notre âme est très sensible à tout ce que nos sens enregistrent. Nous pouvons décorer nos maisons, nos lieux de travail de façon originale, créative et personnelle afin que chaque partie de notre environnement nous mette en résonnance avec notre cœur, notre vision, nos valeurs les plus élevées. Nous nous donnons ainsi une*

83 GIBRAN, Kalil. *Le prophète*, Paris : Hachette, 1994, p. 80.

inspiration quotidienne. (…) *En mettant de la beauté dans la matière, nous apportons à cette matière une radiance qui nourrit notre âme*[84].

Je suis profondément rejointe par ces paroles. Il y a, en effet, dans la beauté, un ordre et une harmonie qui apaisent. La laideur, par contre, est une sorte de dysharmonie extérieure et de désordre qui produisent en nous un effet désagréable parce qu'ils heurtent notre sens esthétique naturel.

Nous avons tous besoin de nous entourer de beauté pour nous sentir en paix avec nous-mêmes et avec le monde. Le désordre et le chaos irritent et nous attristent à notre insu. C'est pourquoi il est important de consacrer du temps pour ordonner et embellir notre environnement, pour le dégager du superflu afin d'y créer un équilibre visuel. Il est aussi important, pour ressentir l'harmonie intérieure, de nous plonger dans la beauté de la nature et de certaines œuvres d'art. La joliesse des formes, des couleurs, des structures nous garde proches de notre cœur d'enfant. Pour ma part, j'aime nourrir cet état d'émerveillement qui m'habite quand je regarde les yeux d'un enfant qui s'extasie et quand je suis en contact avec le mystère d'un être humain. J'aime aussi harmoniser les couleurs de mes vêtements ou les éléments de décoration de mon lieu de vie. J'aime ajouter cette petite touche qui embellit dans la plus grande simplicité.

De plus, comment dire le plaisir que j'éprouve à regarder les œuvres de Chagall, les corps voluptueux de Renoir, les bleus de Miro et ceux de Klein, les paysages de Marc-Aurèle Fortin et de Krieghoff. Quel bonheur j'éprouve à contempler le chatoiement des ruisseaux de printemps

84 MARQUIER, Annie. *Le maître du cœur*, Knowlton : Valinor, 2007, pp. 281 et 283.

sous l'éclat du soleil ! Quelle gratitude je ressens quand, au mois de mai de chaque année, je vois naître les feuilles des bourgeons !

La beauté me fascine où qu'elle soit. Parfois, elle se manifeste par la présence d'une fleur au milieu des ronces, d'un enfant dans une ruelle négligée ou d'un arc-en-ciel un jour de pluie. La beauté est une présence qui entre en concordance avec la dimension spirituelle de l'être. Il nous appartient d'orienter nos regards vers elle ou de la créer pour bénéficier du bien-être qu'elle nous procure et de l'harmonie qu'elle crée en nous. Il y a dans la beauté une splendeur, une grâce, un charme qui assouvissent notre soif d'absolu. Elle est porteuse de paix comme peut l'être le silence.

La paix dans le silence

Une amie m'a raconté récemment une histoire vécue qui rejoint ma démarche de transformation intérieure, ma recherche de paix et de sérénité. Il s'agit de l'expérience éprouvante d'un homme atteint d'une maladie mortelle qui a refusé les traitements chimiques et qui a *tout fait* pour s'en sortir par des méthodes naturelles. Il est passé d'une médecine alternative à une autre. Il a aussi voyagé d'un pays à un autre pour rencontrer les meilleurs guérisseurs du monde. Après quatre années de démarches effrénées, la maladie l'a vaincu. Avant de mourir, il a prononcé une parole qui m'a bouleversée quand je l'ai entendue : « J'ai cherché la guérison partout dans le monde extérieur alors que c'est en dedans que j'aurais pu la trouver. Maintenant, il est trop tard. »

Le seul fait qu'il en soit arrivé à cette constatation prouve qu'il n'était pas trop tard. Il avait compris le secret de la guérison intérieure. Il n'en reste pas moins que cette histoire m'a beaucoup interpellée. D'octobre 1999 à juin 2005, j'ai aussi cherché la guérison surtout à l'extérieur. C'est grâce à une rechute que j'ai été dirigée vers l'intérieur. J'ai résisté à m'abandonner au divin en moi. En bonne *rationnelle* que je suis, j'ai cru que je m'en sortirais par la seule force de mes facultés pensantes. Je concédais bien une place à ma dimension spirituelle, mais je reprenais vite le contrôle total de mon état de santé et de ma vie. Au moment de cette rechute, j'ai été placée devant un choix ultime : ou je me laissais crouler dans le désespoir et la dépression ou je lâchais prise. Poussée par cette force de vie qui me caractérise et qui m'a accompagnée dans toutes mes épreuves, j'ai vite choisi la deuxième solution. Expérimenter cet abandon a été difficile. Ma raison revendiquait la place que je lui avais toujours laissée. J'ai vécu alors des périodes de doute parfois insupportables à cause de mes résistances. Bien sûr, je savais, pour l'avoir expérimenté, que j'avais des ressources irrationnelles importantes. Bien sûr, j'avais la foi en cette énergie qui m'habitait, mais j'éprouvais de la difficulté à lui faire entièrement confiance dans les moments de découragement. J'avais le réflexe de lutter sans relâche, de ne compter que sur mes ressources physiques et rationnelles.

Cependant, en juin 2005, j'ai pris conscience de mon impuissance. J'ai ressenti ses effets dans tout mon être. Je ne pouvais plus me battre. Mon corps avait perdu toutes ses forces et ma tête était vide. J'ai dû accepter la réalité. M'abandonner complètement et sans retenue à mes ressources spirituelles me faisait peur. J'avais l'impression que je me préparais à sauter dans le vide sans parachute. J'ai crains de sombrer jusqu'au moment ou j'ai réalisé que je n'avais pas à sauter puisque j'étais déjà au fond. Il me fallait plutôt remonter, émerger des ténèbres, me diriger vers la lumière. C'est alors que, dans le lâcher-prise, j'ai senti en moi une force indescriptible, une présence qui s'est manifestée d'une manière tellement intense que mes peurs ont instantanément disparu. J'ai su que je n'avais rien à craindre parce que j'étais soutenue de l'intérieur. Cette conviction s'est imposée tellement fortement qu'elle a éliminé tous mes doutes.

Partager cette certitude par la voie de mes livres n'a pas été facile. Quand j'ai écrit *Un sens à la souffrance*, j'ai failli me trahir par peur du jugement et par peur de perdre ma crédibilité. Heureusement, je suis restée vraie, fidèle à mon expérience, fidèle à ma vérité intérieure. Maintenant, je le dis ouvertement : je crois qu'il y a en l'homme et dans l'univers, une force spirituelle, c'est-à-dire une présence que ma raison ne peut expliquer. Je sais que je suis supportée si je me laisse couler en elle. Je sais aussi que je ne pourrai bénéficier de cette énergie que si je crée les conditions favorables à la rencontre entre l'humain et le divin en moi. Une des conditions essentielles pour favoriser cette relation est de faire silence.

> *God is the friend of silence,* disait mère Teresa. *See how nature – trees, flowers, grass – grows in silence, see the stars, the moon and the sun, how they move in silence... We need silence to be able to touch souls*[85].

Dans ce monde où nous sommes envahis par le bruit et l'agitation, rares sont ceux qui se ménagent des moments

85 Paroles de Mère Teresa rapportée par Marci Shimoff dans *Happy for no Reason*, p. 189.

« Dieu est l'ami du silence ...Voyez comment la nature – les arbres, les fleurs, l'herbe – croît en silence, voyez comment les étoiles, la lune et le soleil se déplacent en silence... Nous avons besoin de silence pour toucher les âmes ».

de calme intérieur. Pourtant, ces moments sont essentiels au mieux-être intérieur. Ils sont nécessaires pour satisfaire les besoins de paix de notre âme. Si nous omettons de faire silence en nous et autour de nous, nous ne pourrons jamais sentir la force spirituelle au cœur de notre ÊTRE, nous ne pourrons jamais vraiment savoir qu'elle existe. Sans le silence, nous sommes privés d'un moyen efficace pour contacter nos ressources invisibles. Nous sommes privés d'inspiration pour accomplir l'action juste. Nous sommes privés d'intuition. Pour se manifester dans toute leur puissance, nos facultés irrationnelles ont besoin que soit interrompue l'agitation causée par le bruit intérieur de nos pensées envahissantes et par le bruit extérieur. Dans le bruissement comme dans le tapage, elles n'agissent pas, elles se taisent. Paradoxalement, dans l'absence de bruit et d'effervescence, elles se révèlent à nous.

Après des années de vie particulièrement active, je me rends compte aujourd'hui à quel point j'ai besoin de calme et de silence. Souvent le bruit de la télévision et de certaines musiques m'agresse. J'ai viscéralement besoin de cette paix que me procure le silence pour m'intérioriser. C'est pourquoi je recherche les endroits tranquilles. C'est pourquoi aussi j'ai de plus en plus besoin de solitude.

La paix dans la solitude

Je l'ai dit : je suis une femme de relation, non pas de relations sociales pour lesquelles j'ai malheureusement peu de dispositions, mais de relation intime fondée sur la communication authentique. J'ai grandi dans une famille nombreuse et j'ai toujours été entourée de plusieurs personnes par la suite, tant à l'école, au pensionnat, à l'université, dans la famille que j'ai créée, qu'au cours de ma carrière d'enseignante et de directrice du Centre de relation d'aide de Montréal. Durant ces années, j'ai connu toutes les expériences relationnelles possibles, de la plus agréable et propulsive à la plus destructrice et souffrante. Mon intérêt pour la communication ne date pas d'hier. Il explique la raison pour laquelle j'ai créé une approche centrée sur la relation humaine : l'Approche non directive créatriceMD[86].

Malgré ce besoin profond de rencontre avec les autres au niveau du cœur, il n'en reste pas moins que j'ai ressenti un jour une saturation. La présence des autres me gênait de plus en plus chaque jour et je n'avais qu'une envie : être seule. J'ai respecté cet élan intérieur et j'ai pris la décision de partir pour une période de deux semaines. Quand j'ai fait part de cette décision à mon conjoint, il m'a très bien accueillie, mon engagement avec lui ayant toujours reposé sur un respect de notre liberté mutuelle.

Cette expérience de solitude a été vraiment favorable à ma santé morale et spirituelle. Jour après jour, je constatais à quel point elle m'était nécessaire. Je l'ai même prolongée d'une semaine pour satisfaire mon grand besoin d'une rencontre avec moi-même. Mon conjoint, qui ne l'avait pas choisie, l'a aussi tellement appréciée que, depuis, nous la répétons. De plus, je me ménage quotidiennement des heures de solitude sans lesquelles j'arrive difficilement à me centrer, à m'intérioriser, à me rencontrer. Ces moments me sont précieux et je ne peux plus m'en passer.

Aussi bienfaisante fut-elle, il n'en reste pas moins que ma première expérience prolongée de solitude a été précédée d'une période de doute et de peurs. J'ai retardé

86 J'ai développé cette approche et les principes sur lesquels elle repose dans un ouvrage qui a pour titre : *Relation d'aide et amour de soi* publié aux Éditions du CRAM.

cette rencontre avec le plus intime de moi-même parce que j'étais coincée par la peur de perdre et par le manque de confiance en ma capacité à vivre seule. Pour calmer mes appréhensions, j'ai questionné mes motivations. Il était important pour moi que je ne m'isole pas pour échapper à mes malaises, mais que je me retire pour m'occuper de mon besoin d'intériorité et de solitude. La lecture du livre de Monbourquette, *De l'estime de soi à l'estime du Soi*, m'a éclairée, spécialement dans ce passage : « Celui qui jouit d'une haute estime de soi sait reconnaître la différence entre l'isolement et la solitude. L'isolement, c'est la fermeture aux autres par peur de se sentir envahi ; la solitude, un retrait stratégique de la vie sociale pour être davantage présent à soi-même. L'isolement consiste à développer un système de protection inspiré par la peur des autres ; la solitude permet de vivre la paix intérieure. L'isolement repose sur la peur de sa vulnérabilité ; la solitude accepte la vulnérabilité et l'intimité avec soi-même. La solitude, aussi paradoxal que cela puisse paraître, favorise une qualité supérieure de présence à autrui. Le sentiment de plénitude et de paix qu'une personne y aura éprouvé la rendra plus susceptible de se montrer aimable envers les autres[87]. »

Les bienfaits de la solitude sont tellement nombreux qu'il vaut la peine de l'intégrer à notre vie pour nous en rendre compte. Elle nous est indispensable pour nous recharger énergétiquement, pour faire le lien entre les parties morcelées de nous-mêmes, pour voir clair en nous et pour arrêter des choix justes, conformes au ressenti plutôt qu'influencés par la pression extérieure. Elle a pour avantage de favoriser l'intériorisation. Grâce à elle, nous pouvons nous connaître mieux, explorer de nouvelles facettes de notre être que

87 Monbourquette, Jean. 2003, *op. cit.*, p. 80.

nous ignorons et dissoudre de fausses croyances. De plus, elle nourrit l'estime de soi et la confiance en soi.

Jamais je ne me féliciterai assez d'avoir un jour décidé de m'offrir ce cadeau de vivre seule à certains moments. Ce que j'y ai retiré de plus satisfaisant, c'est précisément une confiance en moi et en mes ressources que je n'avais pas auparavant. J'en ressors chaque fois avec un amour de plus en plus fort pour moi-même et un sentiment de plus en plus profond d'autonomie et de liberté. Aussi, quelles que soient vos occupations, je vous encourage à vous aimer assez pour vous ménager des moments de solitude tous les jours, surtout si vous avez beaucoup de responsabilités et que vous êtes entourés de beaucoup de gens. Vous vous sentirez beaucoup plus efficaces dans vos champs d'activités et beaucoup plus disponibles pour les autres. De plus, vous constaterez que votre niveau d'acceptation de vous-mêmes, de ce qui vous arrive et des personnes de votre entourage sera beaucoup plus élevé parce que vous aurez pris le temps de vous occuper de vous.

Cela dit, si la solitude est devenue essentielle à ma recherche d'harmonie intérieure, elle ne comble pas ma soif de relation avec les autres. Aussi, ai-je pris les moyens pour intégrer la satisfaction de ces deux besoins à ma vie et pour les conjuguer afin de trouver un équilibre qui me procure la paix avec moi-même. C'est d'ailleurs cette paix profonde que je choisis d'abord et avant tout parce qu'elle est le baromètre qui me sert à mesurer mon degré de bien-être et mon degré d'amour de la vie. Elle ne m'est toutefois accessible que si j'embrasse le moment présent.

La paix dans le moment présent

L'ego dit : Peut-être à un moment donné de l'avenir, je serai en paix si ceci ou cela se produit ou si j'obtiens ceci ou cela, ou si je deviens ceci ou cela ( ) L'ego ne sait pas que la seule façon d'être en paix, c'est maintenant ( ). Comment être en paix dès maintenant ? En faisant la paix avec l'instant présent. L'instant présent est le terrain de jeu où la vie se joue. En effet, elle ne peut se jouer nulle part ailleurs. ( ) Le secret de l'art de vivre, le secret du succès et du bonheur se résume en cinq mots : FAIRE UN AVEC LA VIE. *Faire un avec la vie, c'est faire un avec le moment présent. À ce moment-là, vous réalisez que ce n'est pas vous qui vivez votre vie, mais la vie qui vit en vous. La vie est le danseur et vous la danse*[88].

Ces très belles paroles d'Eckhart Tolle me touchent chaque fois que je les relis. J'ai besoin de m'en inspirer quotidiennement pour arrêter le vagabondage de mon esprit et pour m'ancrer dans l'ici et maintenant. De plus, je sais que je ne peux satisfaire mon besoin fondamental de paix intérieure durable en dehors du moment présent. Je sais aussi combien peut être stérile la tendance à nourrir constamment l'espoir d'un futur meilleur. Le seul lieu et le seul moment pour être heureux c'est ICI et MAINTENANT.

L'espoir est un piège lorsqu'il nous fait passer à côté du présent et qu'il nous fait croire qu'il n'y a de bonheur que dans le futur. Toujours attendre que des jours plus propices nous rendent heureux dans l'avenir, c'est se nourrir d'illusion. C'est pourquoi je me ramène à l'instant présent et je me dis : « Si tu ne sais pas être heureuse maintenant, tu ne le sauras pas plus tard. Regarde le bon et le beau en toi et autour de toi et profites-en tout de suite. Accepte *ce qui est*

88 TOLLE, Eckhart. *Nouvelle terre*, Outremont : Ariane, 2005, pp. 95 et 96.

en ce moment, autant l'agréable que le désagréable. Ressens la joie comme la peine, le doute comme la confiance, la peur comme l'amour. C'est la seule façon de te sentir pleinement vivante. Autrement, tu marches à côté de ta vie et tu n'en profites jamais. »

Pour mesurer la véracité de ce que j'affirme, je vous encourage à l'expérimenter. Le vrai bonheur est un état intérieur à cultiver. Il prend sa source au cœur de soi. Il est le résultat que nous obtenons quand nous poursuivons le processus de libération intérieure qui consiste, je le rappelle, à choisir la paix, la sérénité et l'amour. Cette expérience d'amour de soi en vaut la peine parce que "The greatest gift that you could ever give to another is your own happiness for when you are in a state of joy, happiness or appreciation, you are fully connected to the stream of pure, positive Source Energy that is truly who you are[89]."

Voilà pourquoi notre principale mission sur terre est de faire en sorte que nous soyons heureux et que nous nous sentions bien. C'est notre meilleur moyen d'apporter quelque chose aux autres. Mais ce bonheur, où le trouver sinon dans la perception que nous avons de la vie et dans notre manière de l'aborder?

> *... si vous êtes capable d'apprécier les choses simples comme le bruit de la pluie ou du vent, si vous pouvez voir la beauté dans les nuages se déplaçant dans le ciel, si vous pouvez parfois rester seul sans vous sentir esseulé ou sans avoir besoin du stimulus mental de la distraction, si vous vous surprenez à traiter un total étranger avec une gentillesse qui vient du cœur sans rien vouloir en*

89 Hicks, Esther and Jerry. *Ask and it is given*, Carlsbed : Hay House, 2004, p. 88.

« Le plus beau cadeau que vous pouvez faire à un autre est votre propre bonheur parce que lorsque vous êtes dans un état de joie, de bonheur ou d'appréciation, vous êtes alors complètement connecté au pur et positif courant de la Source d'Énergie qui est vraiment ce que vous êtes. »

retour..., c'est qu'un espace s'est créé, même brièvement dans le flot incessant des pensées. Quand cela se produit, un sentiment de bien-être, de paix vivante, naît en vous, même s'il est subtil. (...)

Il y a par exemple un élément commun entre la capacité à voir la beauté, à apprécier les choses simples, à jouir de votre propre compagnie ou à être en rapport de façon bienveillante avec les autres. Cet élément commun est le sentiment de contentement, la paix et la vitalité intérieures formant le fond invisible sans lequel toutes ces expériences ne seraient pas possibles[90].

Ce fond invisible grâce auquel toutes les expériences de bonheur simple sont possibles, c'est à nous de le créer *en choisissant la paix maintenant*. Aussi, si vous traversez une période difficile en ce moment, si vous êtes malade ou déprimé, si vos blessures vous font souffrir, si vous avez des difficultés relationnelles ou si vous avez perdu quelqu'un ou quelque chose d'important pour vous, arrêtez-vous un instant, faites silence en vous et demandez à votre guide intérieur comment trouver la paix. Il vous conduira probablement sur la voie *guérissante* de l'acceptation et du lâcher-prise. Suivez-la. Je vous promets que vous ne serez pas déçu.

90 TOLLE, Eckhart. 2005, *op. cit.*, p. 199.

Conclusion

Je me demandais comment conclure cet ouvrage lorsqu'un événement particulier se produisit. Celui-ci résume à lui seul tout ce que j'écris depuis près d'un an sur ce sujet qui a un rapport direct avec mon expérience de la maladie : l'acceptation et le lâcher-prise. Il s'agit d'une histoire simple qui s'est glissée un jour dans mon quotidien, mais qui a eu sur moi un impact considérable.

J'étais dans le métro de Montréal, que je prends souvent pour aller à la Grande Bibliothèque où je me dirigeais ce jour-là. Comme il n'y avait pas de siège disponible, je voyageais debout. Devant moi se trouvait un jeune homme assis d'une manière très décontractée. Il bougeait la tête de gauche à droite au rythme de la musique qu'il écoutait. Les cheveux en pics, il avait une allure particulièrement négligée avec son pantalon noir troué et son manteau de cuir lamentablement usé. La position relâchée de son corps me gênait et je portais un jugement sur lui à cet égard lorsque, soudainement, il m'aperçut. D'un bond, il se leva, me regarda droit dans les yeux avec un sourire et me dit : « Assoyez-vous madame. Prenez ma place. »

Incontestablement surprise et saisie par son geste, je l'ai remercié et je me suis assise. J'ai alors été envahie par une émotion tellement forte que mes yeux se sont remplis de larmes. Je me sentais coupable, coupable de l'avoir jugé sur son apparence. Il était clair que derrière cette façade se trouvait un être sensible, un être de cœur. Je m'en voulais de m'être laissée prendre par l'extérieur. Je me suis adressé de sévères reproches, jusqu'à ce que je me rende compte à quel point j'étais dure envers moi-même. Une pensée bienfaisante a alors surgi en moi comme un perce-neige au printemps. Elle m'a dit : « Ne te juge pas ainsi. Accepte-toi. Tu es bien comme tu es. La preuve c'est que tu as su voir ton erreur et la reconnaître. » Cette pensée m'a apporté la paix.

Me donner droit à mon imperfection m'a fait du bien. Par l'acceptation, j'ai non seulement retrouvé l'amour de moi, mais je l'ai accepté, lui, tel qu'il était là devant moi, dans sa grande désinvolture. Je ne le voyais plus de la même manière. J'enviais même la liberté qu'il se donnait d'être lui-même. Il ne faisait d'ailleurs pas de mal à personne. Il était lui tout simplement. Le cœur rempli de gratitude, je me sentais bien. Croyez-le ou non, à ce moment-là, je l'ai trouvé beau. Nos regards se sont alors croisés. Je lui ai souri avec amour. La porte du métro s'est ouverte et il est parti me laissant avec un cœur chaud et ignorant probablement le véritable cadeau qu'il m'a fait ce jour-là et que je porterai longtemps en moi comme un souvenir bienfaisant d'acceptation de moi-même et d'acceptation de l'autre quelle que soit son apparence.

Après son départ, j'ai pris conscience tout à coup d'une réalité que je n'avais pas encore vue : j'avais atteint un âge où un jeune m'offrait sa place dans le métro. Déjà 65 ans ! Il me semblait pourtant que c'était hier que j'étais adolescente et que, comme lui, j'écoutais, sur 45 tours, la musique d'Elvis Presley, de Paul Anka et de Pat Boone. J'ai eu soudain le sentiment que le temps n'existait plus, qu'hier, aujourd'hui et demain c'était pareil. Cette pensée m'a aidée à lâcher prise et à accepter *ce qui est* de plus en plus présent dans ma vie : les effets du processus de vieillissement sur mon corps.

C'est vrai que mon corps vieillit, que je gagne des rides, que je n'ai plus la souplesse de mes vingt ans, mais en dedans, je crois que je n'ai jamais été aussi jeune, que je ne me suis jamais sentie aussi calme, sereine et libre. J'ai le sentiment sincère et profond de traverser en ce moment la plus belle partie de ma vie. Plus je vieillis, plus je ressens au fond de moi cette jeunesse éternelle dont ont parlé les sages de tous les temps. Plus je vieillis, plus j'ai envie de dire au monde entier : « Choisissez la paix, c'est la voie du bonheur. »

Bibliographie

AUQUE, Hubert. *Peut-on apprendre à être heureux?* Collectif. Paris : Albin Michel, 205 p.

BASSET, Lytta. *Ce lien qui ne meurt jamais*. Paris : Albin Michel, 2007, 219 p.

BEATTIE, Melody. *Choisir, c'est vivre*. Traduit de l'américain par Claude-Christine Farny. Paris : Robert Laffont, coll. Pocket, 2005, 296 p.

BRADSHAW, John. *S'affranchir de la honte : libérer l'enfant en soi*. Montréal : Le Jour éditeur, 1993, 353 p.

COELHO, Paolo, 1947 - *Le pèlerin de Compostelle*. Traduit de l'espagnol par Françoise Marchand-Sauvagnardes. Paris : Le Livre de Poche, 1998, 256 p.

COIT, Lee. *Être à l'écoute de son guide intérieur*. Montréal : Éditions Un Monde différent, 2008, 130 pages.

CORNEAU, Guy. *Le meilleur de soi*. Montréal : Éditions de l'Homme, 2007, 234 p.

CORNEAU, Guy. *Victime des autres, bourreau de soi-même*. Paris : J'ai lu. Poche, 2004, 382 p.

EKER, T.-Harv. *Secrets of the Millionaire Mind*. New York: Harper Collins Publishers inc., 2005, 210 p.

FERRINI, Paul. *Les douze étapes du pardon. Manuel pratique pour passer de la peur à l'amour.* Traduit de l'anglais par Sylvie Mayrand. Montréal : Éditions du Roseau, 2007, 105 p.

FERRINI, Paul. *L'amour sans conditions*. Québec : Éditions Le Dauphin Blanc, 2006,147 p.

FONDATION pour *Un cours en miracles*. Traduit de l'anglais par Denis Ouellet et Franchita Catani. Montréal : Éditions du Roseau, 2005, 1320 p.

GIANADDA, Jef. *Je mourrai avec mes blessures, entretien avec Jacques Salomé*. Saint-Julien-en-Genevois : Éditions Jouvence, 2002, 144 p.

GIBRAN, Khalil. *Le prophète*. *s.l.* : Éditions du Chêne, Hachette Livre, 1994, 99 p.

GLASSER, William. *La liberté de choisir : S'affirmer sans contrôler*. Montréal : Les Éditions Logiques, 1999, 380 p.

HICKS, Esther and Jerry. *Ask and it is Given. Learning to Manifest your Desires*. Carlsbed, California, Hay House inc., 2004, 314 p.

HOUZIAUX, Alain et Hubert AUQUE. *Peut-on apprendre à être heureux?* Paris : Albin Michel, collectif, « Question de... » N° 126, 2005, 290 p.

JALENQUES, Dr Étienne. *La thérapie du bonheur : et si vous étiez heureux?* Paris : Hachette Livre, coll. Marabout, 2006, 222 p.

JEFFERS, Dr Susan. *Tremblez mais osez.* Titre original 1987 : *Feel the fear and do it anyway.* Traduction: Denis Montagnon. Paris : Nouvelles Éditions Marabout, 2006, 223 p.

LECLERC, Claude. *Le tunnel et la lumière : pour une gestion sereine de la souffrance.* Montréal, Éditions du Roseau, 2006, 186 p.

LOZANOV, Georgi. *Suggestologie et éléments de suggestopédie. s.l.* : Éditions Sciences et Culture Inc., 1984, 388 p

MARQUIER, Annie. *Le maître dans le cœur.* Knowlton, Québec : Éditions Valinor, 2007, 316 p.

MARQUIER, Annie. Le pouvoir de choisir. Knowlton, Québec : Éditions Valinor, 2007, 281 p.

MILLER, Alice. 1923- *Notre corps ne ment jamais.* traduit de l'allemand par Léa Marcou. Paris : Flammarion, 2004, 220 p.

MONBOURQUETTE, Jean. *De l'estime de soi à l'estime du Soi. De la psychologie à la spiritualité.* Paris : Bayard Éditions, 2002, 224 p.

MYSS, Caroline. *Invisible Acts of Power : Channeling Grace in Your Everyday Live.* New York : Free Press, 2006, 269 p.

ODOUL, Michel. *Un corps pour me soigner, une âme pour me guérir.* Paris : Albin Michel, 2006, 205 p.

PECK, Scott. *Le chemin le moins fréquenté : apprendre à vivre avec la vie.* Paris : Robert Laffont, 1978, 379 p.

PORTELANCE, Colette. 1943- *La suggestopédagogie : pour une pédagogie des communications inconscientes et de l'approche multidimensionnelle.* 638 p. Thèse de doctorat : Université de Paris Vincennes à Saint-Denis, Paris-VIII, œuvre inédite : 1985.

PORTELANCE, Colette. 1943- *Aimer sans perdre sa liberté.* Montréal : Éditions du CRAM, 2e éd. 2012, 227 p.

PORTELANCE, Colette. 1943- *3 grands secrets pour réussir votre vie amoureuse.* Montréal : Éditions du CRAM, 2011, 184 p.

PORTELANCE, Colette. 1943- *Éduquer pour rendre heureux,* Montréal : Éditions du CRAM, 2e éd., 2008, 322 p.

PORTELANCE, Colette. 1943- *La communication authentique.* Montréal : Éditions du CRAM, 4e éd. 2007, 216 p.

PORTELANCE, Colette. 1943- *La guérison intérieure, un sens à la souffrance.* Montréal : Éditions du CRAM, 2007, 233 p.

PORTELANCE, Colette. 1943- *Les 7 étapes du lâcher-prise* Montréal : Éditions du CRAM, 2e éd. 2014, 106 p.

PORTELANCE, Colette. 1943- *Petit cahier d'exercices pour identifier les blessures du cœur.* St-Julien en Genevois : Éditions Jouvence, 2013, 64 p.

PORTELANCE, Colette. 1943- *Petit cahier d'exercices pour soulager les blessures du cœur.* St-Julien en Genevois : Éditions Jouvence, 2013, 64 p.

PORTELANCE, Colette. 1943- *Relation d'aide et amour de soi*, Montréal : Éditions du CRAM, 6e éd., 2005, retirage 2007, 452 p.

POTTER-EFRON, Ronald et Patricia POTTER-EFRON. *Se libérer de la honte : les chemins vers une meilleure estime de soi*. Paris : Dunod, 2005, 188 p.

ROSENBERG, Marshall B. *Les mots sont des fenêtres (ou des murs)*. Introduction à la communication non violente. Saint-Julien-en-Genevois : Éditions Jouvence, 1999, 272 p.

SHAPIRO, Debbie. *L'intelligence du corps, comprendre les émotions qui affectent notre santé*. Paris: Éditions J'ai lu, 2004, 371 p.

SHIMOFF, Marci. *Happy for no reason*: 7 *Steps to Being Happy from the Inside Out*. New York : Free Press, 2008, 320 p.

SINGER, Christiane, 1943-2007. *Derniers fragments d'un long voyage*. Paris : Albin Michel, 2007, 136 p.

SINGER, Christiane, 1943-2007. *N'oublie pas les chevaux écumants du passé*. Paris : Albin Michel, Poche, 2007, 121 p.

THALMANN, Yves-Alexandre. *Au diable la culpabilité ! Cessez de vous culpabiliser et retrouvez votre liberté intérieure*. Saint-Julien-en-Genevois : Éditions Jouvence, 2005, 207 p.

TOLLE, Eckhart, 1948- *Le pouvoir du moment présent : guide d'éveil spirituel*, traduction d'Annie J. Ollivier. Outremont, Québec : Ariane Éditions, 2000, 219 p.

TOLLE, Eckhart, 1948- *Nouvelle terre*. Traduit de l'anglais par Anne J. Ollivier. Outremont, Québec : Ariane, 2005, 265 p.

TOLLE, Eckhart, 1948- *Quiétude*. Québec : Ariane, 2003, 107 p.

VAN EERSEL, Patrick, 1949-. *La source blanche*. Paris : Éditions Grasset, 1998, 350 p.

WALSCH, Neale-Donald. *L'amitié avec Dieu : un dialogue hors du commun*. Titre original 1999: *Friendship with God, an uncommon dialogue*. Traduction: Michel St-Germain. Outremont, Québec : Éditions Ariane, 2000, 329 p.

FSC www.fsc.org MIXTE Papier issu de sources responsables FSC® C103567

PCF

BIO GAZ ÉNERGIE

PERMANENT

Achevé d'imprimer sur les presses de Marquis à Montmagny
Réimpression en Novembre 2022